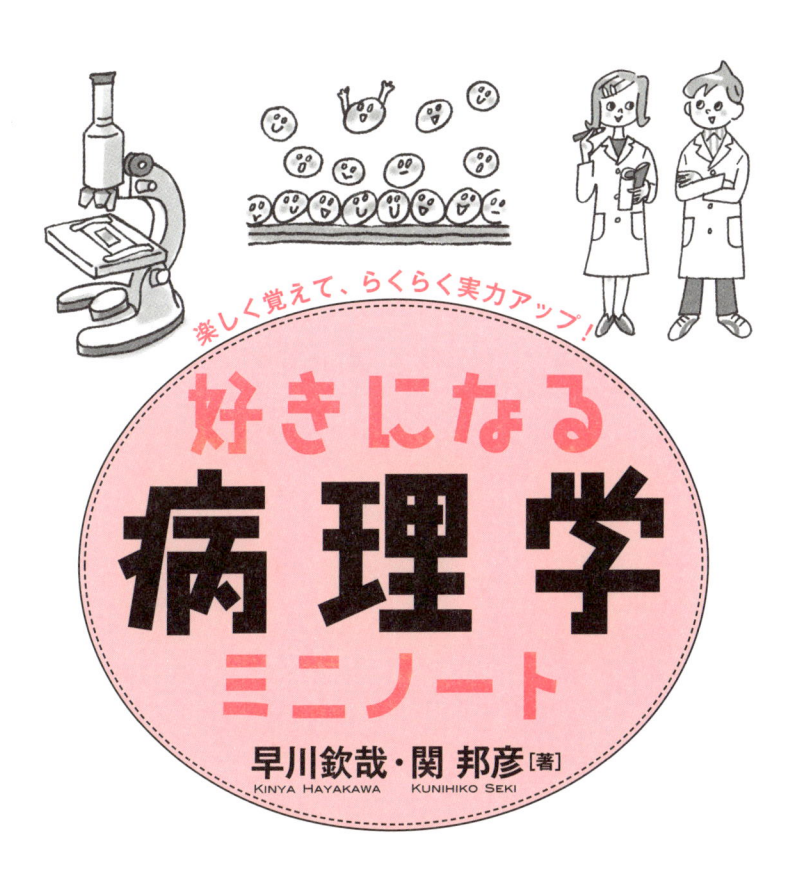

楽しく覚えて、らくらく実力アップ！

好きになる
病理学
ミニノート

早川欽哉・関 邦彦 [著]
KINYA HAYAKAWA　KUNIHIKO SEKI

講談社サイエンティフィク

【執筆担当章】
●早川欽哉
(1.病気の原因,4.循環障害,5.炎症と免疫,8.循環器の疾患,11.呼吸器の疾患,12.血液・造血器の疾患,14.神経系の疾患,18.感覚器の疾患)
●関　邦彦
(2.細胞障害に対する反応,3.代謝異常,6.腫瘍,7.先天異常・奇形,9.消化器の疾患-1（消化管）,10.消化器の疾患-2（肝臓，胆管系，膵臓）,13.内分泌器官の疾患,15.腎臓の疾患,16.生殖器および乳腺の疾患,17.運動器の疾患

まえがき

　「好きになる病理学」が世に出て早くも7年の月日が経ちました。この間に、医学医療の世界は大きな変貌を遂げました。病理学も例外ではありません。狂牛病の集団的な発生、臓器移植法の改正、鳥インフルエンザの流行など、まだ新しい印象として残っています。

　この本は「好きになる病理学」の姉妹編で、主としてコメディカルの学生さんが対象の自習書です。細かい説明はなるべく省いて、タイトルとそれに関する病名、用語などをなるべく簡潔に、理解しやすく書きました。また、見開き2ページごとに項目をまとめて、学習がしやすいように心がけました。近年になって注目された新しい疾患についてもできるだけ多く触れたつもりです。

　病理学の第一線の現場で活躍している関邦彦先生を著者として迎えて、新しい感覚と知見が加味されました。読者の病理学の研鑽に少しでも役立てられれば、著者一同の望外のよろこびです。

　遅々として筆の進まない著者を叱咤激励して、しかもその怒りを胸に秘めてにこやかに対応して頂いた講談社サイエンティフィクの国友奈緒美さんには遅れのお詫びと絶大なる感謝を捧げます。JR東京総合病院検査科の中澤和久技師には一部イラストと写真についてご協力を頂きました。合わせて感謝致します。

平成23年9月

早川欽哉

好きになる病理学ミニノート
CONTENTS

総論

CHAPTER 1 病気の原因
- ①内因 …………………………… 2
- ②外因-1 ………………………… 4
- ③外因-2 ………………………… 6

CHAPTER 2 細胞障害に対する反応
（退行性病変・進行性病変）
- ①細胞障害（退行性病変）…… 8
- ②再生と修復（進行性病変）… 10

CHAPTER 3 代謝異常
- ①脂質と糖質の代謝異常 ……… 14
- ②蛋白代謝異常 ………………… 16
- ③その他の代謝異常 …………… 18

CHAPTER 4 循環障害
- ①局所の循環障害-1 …………… 20
- ②局所の循環障害-2 …………… 22
- ③全身の循環障害 ……………… 24

CHAPTER 5 炎症と免疫
- ①炎症、免疫で活躍する細胞と化学物質 ………………… 26
- ②炎症の原因と経過 …………… 28
- ③炎症の形態学的分類 ………… 30
- ④感染症総論 …………………… 32
- ⑤感染症各論-1 ………………… 34
- ⑥感染症各論-2 ………………… 36
- ⑦アレルギーと臓器移植 ……… 38
- ⑧自己免疫疾患と免疫不全症候群 40

CHAPTER 6 腫瘍

- ①腫瘍の分類 ······················ 42
- ②腫瘍の形態 ······················ 44
- ③がんの発生と進展・転移 ······ 46
- ④腫瘍と宿主の関係と診断・治療 ······························ 50
- ⑤がんの疫学 ······················ 51

CHAPTER 7 先天異常・奇形

- ①先天異常の原因 ················ 52
- ②主な先天異常（奇形）········ 54

各 論

CHAPTER 8 循環器の疾患

- ①先天性心疾患 ··················· 56
- ②冠循環障害と心筋の疾患 ······ 58
- ③心膜と弁の疾患 ················ 60
- ④血管の病変 ······················ 62

CHAPTER 9 消化器の疾患 -1（消化管）

- ①口腔と唾液腺の疾患 ··········· 64
- ②食道と胃の疾患 ················ 66
- ③腸の疾患 ························· 72

CHAPTER 10 消化器の疾患 -2（肝臓、胆管系、膵臓）

- ①肝臓の疾患 ······················ 76
- ②胆管系と膵臓の疾患 ··········· 82

CHAPTER 11 呼吸器の疾患

- ①鼻腔、副鼻腔、喉頭の疾患 〜鼻からのどへ ··············· 84
- ②気管支と肺の非炎症性疾患 ··· 86
- ③肺気管支の炎症性疾患 ········ 88
- ④肺と気管支の腫瘍 ············· 90

CHAPTER 12 血液・造血器の疾患
①血液の疾患……………… 92
②骨髄、リンパ節、脾臓の疾患 94

CHAPTER 13 内分泌器官の疾患
①脳下垂体の疾患………………… 96
②甲状腺の疾患〜女性に多い… 98
③副甲状腺および副腎の疾患… 100
④ランゲルハンス島（膵島）の疾患
………………………………………… 104

CHAPTER 14 神経系の疾患
①中枢神経の外傷と循環障害… 108
②中枢神経の炎症と変性疾患… 110
③中枢神経の腫瘍………………… 112

CHAPTER 15 腎臓の疾患
①先天異常………………………… 114
②腎単位の疾患…………………… 114
③慢性腎不全と尿毒症…………… 118
④高血圧症と腎…………………… 118
⑤腎臓腫瘍と膀胱、尿路の病変 120

CHAPTER 16 生殖器および乳腺の疾患
①男性生殖器の疾患……………… 122
②女性生殖器の疾患……………… 124
③乳腺の疾患……………………… 128

CHAPTER 17 運動器の疾患
①骨の疾患………………………… 130
②筋と関節の疾患………………… 132
③骨と筋の腫瘍…………………… 134

CHAPTER 18 感覚器の疾患
①耳の疾患………………………… 136
②眼の疾患………………………… 138

索引………………………………………………………………… 140

ブックデザイン──安田あたる
カバーイラスト──角口美絵

総論

CHAPTER

1 病気の原因

2 細胞障害に対する反応
（退行性病変・進行性病変）

3 代謝異常

4 循環障害

5 炎症と免疫

6 腫瘍

7 先天異常・奇形

CHAPTER 1 病気の原因

病気の原因のことを「病因」という。病因には遺伝や体質による先天的な原因である内因と、生後に受ける種々の障害や体内の変化による外因がある。

❶ 内因

[染色体の異常（図1.1）]

◆性染色体の異常

[クラインフェルター症候群]：外見は男性で、生殖器の未発達、女性化乳房、精神発育障害を伴う。性染色体はXXYを基本とする。

[ターナー症候群]：Y染色体が欠如、性染色体はXOを示す。外見は女性で、全身の発育不全、無月経、生殖器の未発達を伴う。

◆常染色体の異常

[ダウン症候群]：最も多くみられる染色体異常。高齢初産婦に多く出現する。G群21染色体のトリソミーがあり、特異的な外観（短頭、つり目など）とともに心奇形、精神発育障害を伴う。

[遺伝子の異常（染色体の異常は示さない）（図1.2）]

血友病、赤緑色盲などの男子に生じる伴性劣性遺伝病、マルファン症候群などの常染色体優性遺伝病、フェニルケトン尿症などの常染色体劣性遺伝病、および多数の遺伝子の相互作用によるものがある。

> **メモ 染色体**
>
> ヒト染色体は22対44本の常染色体と、1対2本の性染色体（男性はXY、女性はXX）、**計46本**ある。1対の染色体が3本ある異常をトリソミー、1本しかない場合をモノソミーという。

図 1.1 染色体の異常

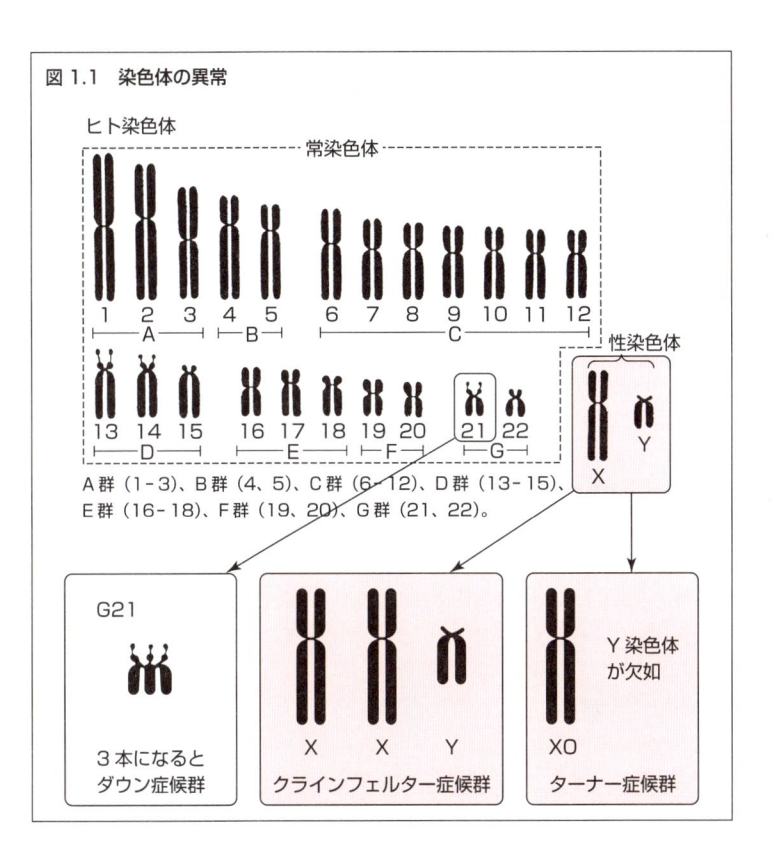

ヒト染色体

常染色体：1 2 3（A群）、4 5（B群）、6 7 8 9 10 11 12（C群）、13 14 15（D群）、16 17 18（E群）、19 20（F群）、21 22（G群）

性染色体：X、Y

A群（1-3）、B群（4、5）、C群（6-12）、D群（13-15）、E群（16-18）、F群（19、20）、G群（21、22）。

G21　3本になるとダウン症候群

X X Y　クラインフェルター症候群

XO　Y染色体が欠如　ターナー症候群

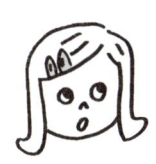

図 1.2 遺伝子の異常

染色体は正常で、染色体上に乗っている目に見えない遺伝子に、異常を生じるのね。

1．内因

❷ 外因 -1

[物理的病因]

◆外力
打撲、圧力、切り傷などの機械的なダメージのほか、野球投手の肩の障害、テニス肘などの整形外科的疾患も含まれる。

◆温度（図 1.3）
①**高温**：**熱傷**は可逆的な日焼けから炭化を生じる高度なものまで、第1度から第4度までに分類される。体表面の1/3以上の広範囲の熱傷になると、ショック状態に陥って死に至る。

日射病（熱射病）は長時間頭部が日光に照射されて脳の損傷をきたす疾患で、意識障害や昏睡に陥り、死に至ることもある。また過剰の発汗により電解質の減少を招く熱虚脱もある。これらを**熱中症**と呼ぶ。

②**低温**：**凍傷**にはしもやけと呼ばれる軽度のものから、壊死に陥る高度のものまで1度から3度までに分類される。一般的に体温が20℃以下になると死に至る（凍死）。

◆放射線（図 1.4）
放射線には細胞組織によって感受性の違いがみられる。感受性の高いものには皮膚、肺、生殖器、造血器など、低い組織には肝、心、腎、消化管、筋肉などがある。一般にがん細胞は感受性が高く、放射線が治療に利用される。

[生物学的病因]

種々の微生物の感染や毒素による疾患で、**感染症**として後述する（p.32 参照）。

メモ 原爆症

広島、長崎に落とされた原爆によるもので、爆発時の破壊力や熱による一次障害と、X線、γ線などの影響で白血病や奇形児の発生などをみる、遅発性の二次障害に分けられる。

図 1.3　高い雪山に登ると……

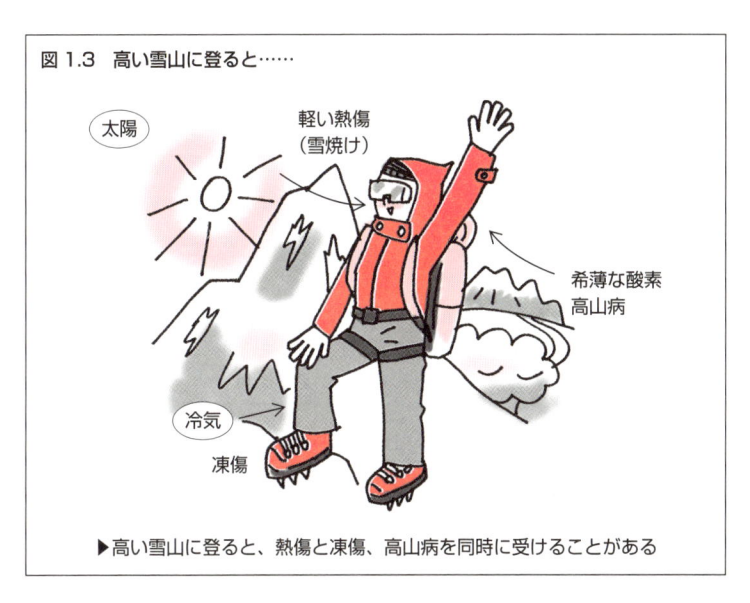

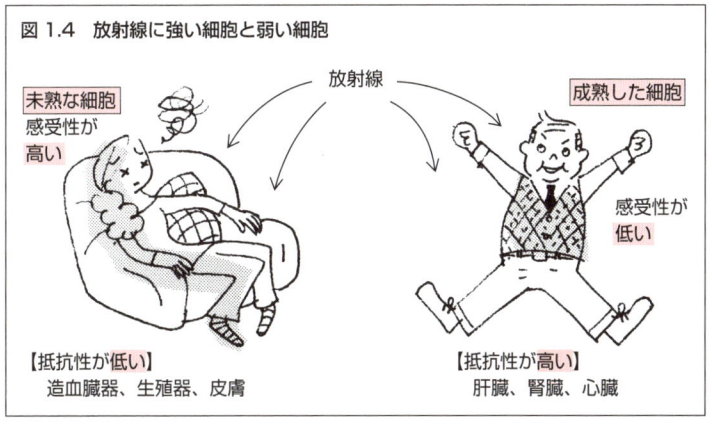

太陽
軽い熱傷（雪焼け）
希薄な酸素　高山病
冷気
凍傷

▶高い雪山に登ると、熱傷と凍傷、高山病を同時に受けることがある

図 1.4　放射線に強い細胞と弱い細胞

放射線

未熟な細胞
感受性が 高い
【抵抗性が低い】
造血臓器、生殖器、皮膚

成熟した細胞
感受性が 低い
【抵抗性が高い】
肝臓、腎臓、心臓

❸ 外因 -2

[化学的病因]

生活が多様化するにつれ、病因となる化学物質も増加している。ここでは代表的なものを挙げる。

◆ダイオキシン類
ゴミ焼却などで生じる有機塩素系化合物で、内分泌かく乱作用や発がん性、催奇性を有するが、機序は不明である。

◆有機水銀
水俣病（図 1.5）の原因として有名である。広範な中枢神経の変性をきたして、運動失調・知覚障害・言語障害などを生じる。

◆カドミウム
富山県神通川流域にみられたイタイイタイ病の原因で、強烈な痛みを伴う骨の変形がみられる。

[その他の環境病因]

◆大気汚染（図 1.6）
工場の煙突から排出される亜硫酸ガスなどが気管支炎や気管支喘息の原因となり、四日市市や川崎市では集団訴訟になった。近年ではアスベストによる工場の従業員や近隣の住民の被害が生じ、中皮腫や肺がんの発生をみた。

◆食物汚染
残留農薬や大腸菌などが食物とともに摂取され、種々の疾患を生じるが、法による厳しい規制で、近年では大きな問題は生じていない。古くは森永ヒ素ミルク事件やカネミ油による PCB 中毒（カネミ油症）があり、中国産餃子のメタミドホス中毒は耳新しい。

◆医原病
不適当な、あるいは過剰な医療、また適正な医療でも生じる副作用による疾患を医原病という。ステロイド治療によるクッシング症候群、胃摘出によるダンピング症候群、結核に対するストレプトマイシンによる難聴などがある。

図 1.5 水俣病

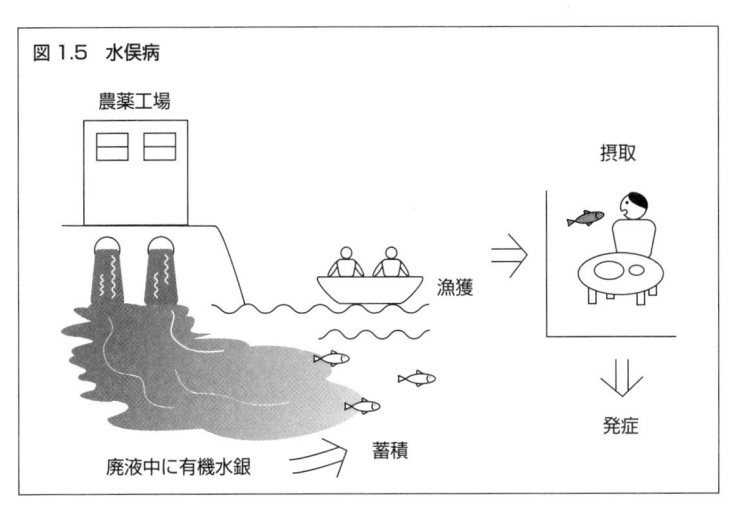

農薬工場

摂取

漁獲

廃液中に有機水銀　蓄積

発症

図 1.6 大気汚染

SO₂

工場

排気ガス

一般民家

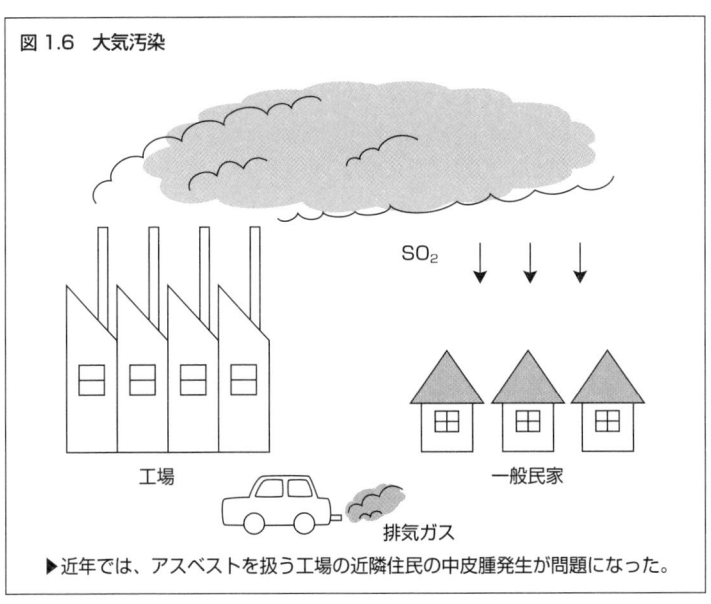

▶近年では、アスベストを扱う工場の近隣住民の中皮腫発生が問題になった。

CHAPTER 2 細胞障害に対する反応
（退行性病変・進行性病変）

生体はさまざまな障害に反応し、肉芽組織形成を中心とした再生により正常な状態に戻そうとする。また、環境の変化に応じてより丈夫な組織へ変化し、障害を克服しようとする。

① 細胞障害（退行性病変）

◆細胞障害は、虚血、熱・凍傷、外傷、毒薬物、微生物、電撃放射線等が原因で生じる。

◆細胞や組織に生じる変化には変性（狭義）、壊死、萎縮がある。

◆変性（図 2.1）：障害を受けた細胞に生じるさまざまな形態的変化で、障害の原因がなくなると細胞は正常に戻る（可逆的変化）。ただし、強い変性が起こると組織は壊死に至る(不可逆的変化)。以下の2つは代表的な変性形態である。

　①水腫変性：細胞小器官の水腫性腫大で低酸素、毒薬物中毒などで生じる。
　②脂肪変性：脂肪滴の貯留で、低酸素やアルコール、糖尿病で生じる。

◆壊死：障害が高度なために細胞や組織が死に至ることで、核は崩壊・融解し、細胞質は混濁し好酸性となり、自己融解を生じる。不可逆的変化である。

　多くは凝固壊死（図 2.2）で蛋白変性と水分消失による。心筋・腎・脾梗塞や、結核に見られる乾酪壊死が代表例。融解壊死は蛋白質の少ない脳が代表例。壊死巣は軟化し、自己融解を生じ液化して、やがて吸収され空洞になる。

◆壊疽：壊死に腐敗菌（嫌気性菌）感染が起こり、腐敗臭のガスが発生し、ヘモグロビンの分解により緑色・黒色化する。糖尿病患者に多い。

[湿性壊疽]：血流が停止した腸管（絞扼性ヘルニア、腸重積、腸間膜動脈血栓症、腸捻転）にほぼ必発し、重症糖尿病者の四肢末端にも発症しやすい。

[乾性壊疽（図 2.2）]：徐々に血行が途絶した高齢者や糖尿病者の足趾や足に生じる。

[ガス壊疽]：ガス産生が多い特殊型で、まれに高度の四肢外傷に合併する。

◆アポトーシス：個々の細胞が死んで取り除かれる仕組みで「プログラムされた細胞死」ともいわれる。壊死とは区別する。

指趾などの組織・器官の発生過程や、生体の恒常性の保持において不要となった細胞を排除するための仕組みである。核DNAが障害された細胞にも生じて、がんの発生やその他の疾患を防いでいる。核の破砕像を特徴とする。

◆**萎縮**：一度成熟した組織や臓器が、障害によりその容積を減らす現象をいう。

生理的萎縮は閉経後の子宮・卵巣や、成人の胸腺の萎縮をいう。無為萎縮（廃用性萎縮）は四肢ギプス固定後や、脳血管障害による麻痺側の上下肢。圧迫萎縮は水腎症に伴う菲薄化した腎皮質や、臀部仙骨部の褥瘡が典型例。

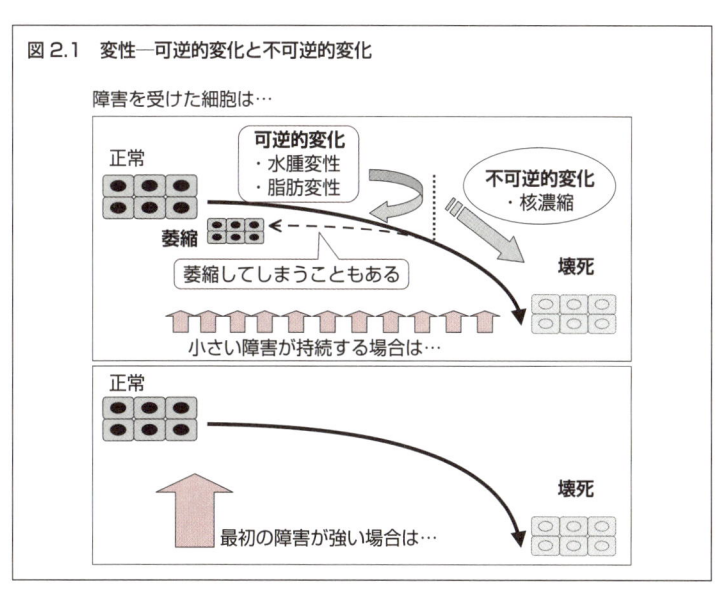

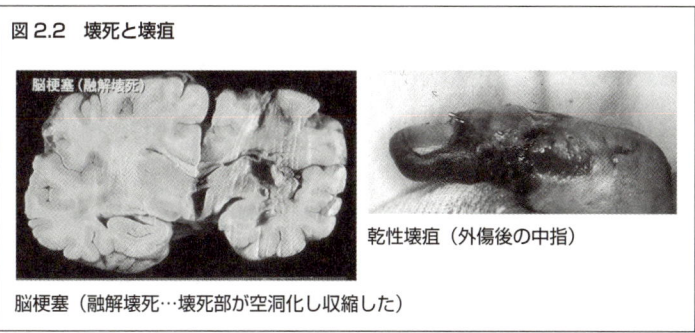

図2.1 変性―可逆的変化と不可逆的変化

図2.2 壊死と壊疽

脳梗塞（融解壊死…壊死部が空洞化し収縮した）

乾性壊疽（外傷後の中指）

1. 細胞障害（退行性病変）

❷ 再生と修復（進行性病変）

◆細胞や組織が、何らかの障害に対し、その機能を正常に戻そうとする過程が**再生**や**創傷治癒**である。障害のために変化した環境に適応しようとする変化が、**化生**、**肥大**、**過形成**である。

［再生と創傷治癒］

◆**再生**：組織欠損を**同じ組織で補充**する、細胞と組織の反応である。

皮膚や血球の交代現象は生理的再生で、**完全再生**である。一方、粘膜下層に達する消化性潰瘍や、真皮深層に達する皮膚欠損・熱傷など、組織の障害が大きい場合は、**不完全再生**となる。手術創のケロイドは**過剰再生**である（図 2.3）。

再生しない組織：神経細胞、心筋、眼のレンズ（水晶体）、骨格筋。

再生が旺盛な組織：表皮、粘膜、血液、結合組織、肝細胞、神経膠細胞。

◆**創傷治癒**：外傷による組織欠損を修復する過程のことをいい、**肉芽形成**が重要である。

肉芽形成は、**血管内皮細胞**、**線維芽細胞**、**炎症細胞**からなる肉芽組織を作る（図 2.5）。

良い肉芽は赤く、**血液供給が豊富**で膠原線維が多く、早く治る（**創傷治癒**）。

悪い肉芽は白っぽく、血液供給が不十分で膠原線維が少なく、浮腫性で治りが悪い。

一次性創傷治癒は、手術創のように組織の欠損が軽く、増殖する肉芽組織が少ない場合で、瘢痕をほとんど残さない。**二次性創傷治癒**は、組織欠損が大きく、補填増殖する肉芽組織が多い場合で、大きな瘢痕（傷跡）を残す（図 2.4）。

◆**創傷治癒を遅らせる因子**：

血流不良や感染。全身的には高齢、栄養不良、クッシング症候群、副腎皮質ホルモン投与、糖尿病と免疫抑制状態などある。

◆**異物の処理**：好中球やマクロファージなどの炎症細胞による**貪食**と、**器質化**で処理される。

小さな異物（細菌など）は、**好中球**や**マクロファージ**の**貪食作用**で処理。

大きな異物や貪食により処理できない縫合糸や無機質などの場合は、**異物多核巨細胞**（図 2.5）が出現し、**異物肉芽組織**に封じ込まれて線維・瘢痕化する（**器質化**）。

図2.3 不完全再生と過剰再生

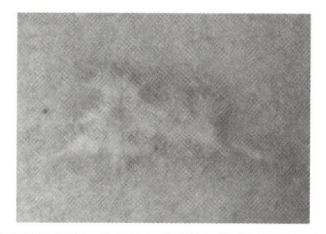

不完全再生（大きな組織欠損部を覆う表皮は薄く、体毛はない）

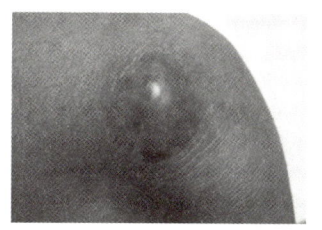

ケロイド（膝の外傷後の過剰組織増生。大きく隆起する）

図2.4 創傷治癒過程（二次性創傷治癒）

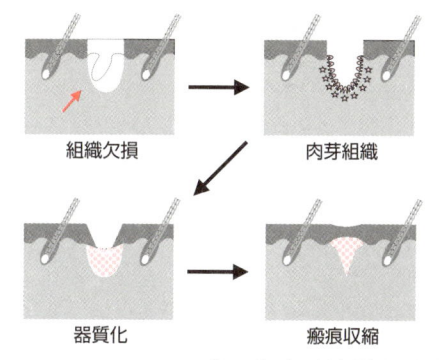

組織欠損 → 肉芽組織 → 器質化 → 瘢痕収縮

『アンダーウッド病理学』西村書店より一部改変

図2.5 創傷治癒と異物の処理

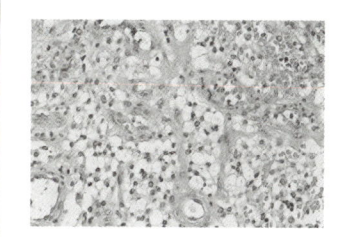

肉芽組織（血管内皮細胞、線維芽細胞、炎症細胞からなる）

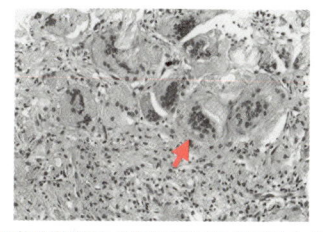

異物肉芽組織（豊胸術後の変性脂肪を貪食する異物多核巨細胞）

［化生・肥大・過形成］

◆**化生**：最終的に分化した細胞・組織が、障害や細胞環境の変化に対し、より丈夫な他の分化した細胞・組織に変化し適応すること。

[扁平上皮化生]：気管・気管支の呼吸線毛上皮（喫煙）、子宮頚部の粘液上皮（炎症）、膀胱移行上皮（膀胱結石）。

[腸上皮化生]：慢性胃炎（日本人の大部分はヘリコバクター・ピロリ菌の感染による）。

◆**化生から異形成・がんが発生することがある。**

肺の扁平上皮がんは、喫煙による気管支の扁平上皮化生から異形成を経て発生する。

◆**肥大と過形成**：組織の容積が大きくなるには、個々の細胞の大きさが増す肥大と、増殖によって細胞の数が増える過形成がある（図 2.7）。

①**肥大**：生理的な労作性肥大は、スポーツ選手の心筋や骨格筋で起こる。病的

図 2.6　化生

子宮頚管腺の扁平上皮化生（⇩）　　胃底腺粘膜の腸上皮化生（⬇）

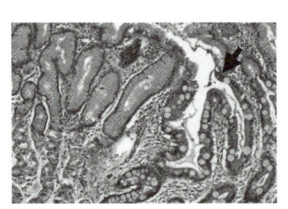

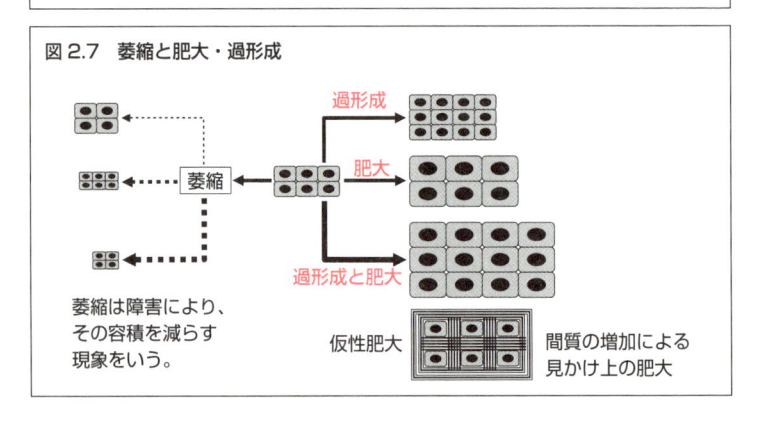

図 2.7　萎縮と肥大・過形成

過形成
肥大
過形成と肥大

萎縮は障害により、その容積を減らす現象をいう。

仮性肥大　　間質の増加による見かけ上の肥大

な労作性肥大は、高血圧に伴う心筋肥大の場合。代償性肥大は腎臓のような左右対の臓器の一方が欠損した時に、他方が機能維持のため肥大する場合（図2.8）。仮性肥大は、筋ジストロフィーのように萎縮筋の間の脂肪織が増え、筋が肥大したように見える場合。

②過形成：過形成ポリープや授乳期の乳腺組織がある（図2.9）。

図2.8 肥大

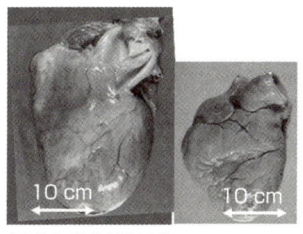

【病的な労作性肥大】
心筋肥大 1062 g　正常心 326 g

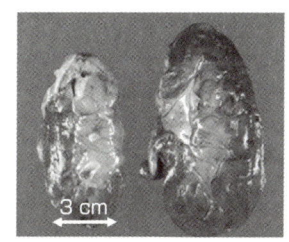

【代償性肥大】
右腎の萎縮と左腎の代償性肥大

図2.9 過形成

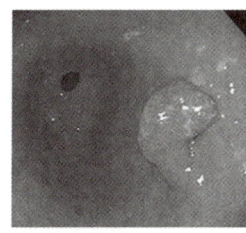

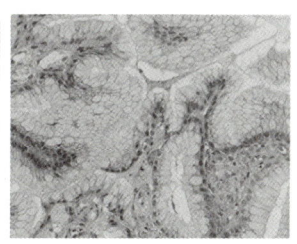

胃の過形成ポリープ（腺窩上皮の丈が高くなり、細胞数も増加している。右は正常の腺窩の組織像）

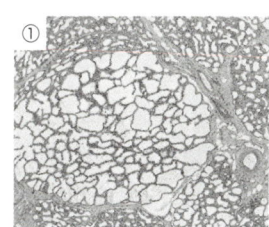

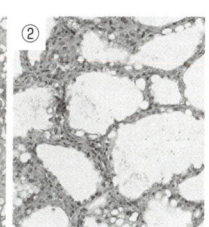

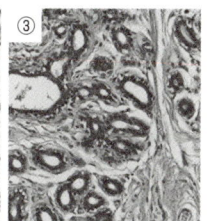

授乳期の乳腺組織（腺房の過形成を認める。③は非妊婦の乳腺）

2．再生と修復（進行性病変）

CHAPTER 3 代謝異常

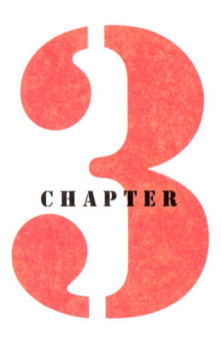

生体は必要な物質を代謝（吸収、分解、合成）し、生命を維持している。したがって代謝疾患はお互いに影響しあい、遺伝的要因のほか、食生活・運動・喫煙・飲酒などの生活習慣が発症に関与する。

❶ 脂質と糖質の代謝異常

［脂質代謝異常］

◆脂質異常症（高脂血症）

高 LDL コレステロール血症、低 HDL コレステロール血症、高トリグリセライド（中性脂肪）血症のいずれかの状態をいう。

原因は**動物性脂肪蛋白過剰摂取**（食習慣）、家族性高コレステロール血症（遺伝性）、ネフローゼ症候群（続発性）、甲状腺機能低下症などである。

粥状動脈硬化症を促進し、**心筋梗塞**や**脳梗塞**など重篤な疾患を生じる（**図3.1**）。

◆脂肪肝（図3.2）

肝臓に高度に脂肪が蓄積した状態で、黄白く肥大する。

原因は**肥満**、**糖尿病**、**アルコールの過剰摂取**、栄養障害である。

［糖質代謝異常］

◆**糖代謝**は膵臓のランゲルハンス島の α 細胞から分泌されるグルカゴン（血糖上げる）と、β 細胞から分泌されるインスリン（血糖下げる）で調節される。

◆**糖尿病**⇒ p.104 参照。

> **メモ　リポ蛋白**
>
> 血中の脂質（コレステロール、トリグリセライド、リン脂質、遊離脂肪酸）は、蛋白質と結合してリポ蛋白という粒子になっている。LDL はコレステロール成分が多く、HDL は少ない。

図 3.1　脂質の代謝経路と疾患

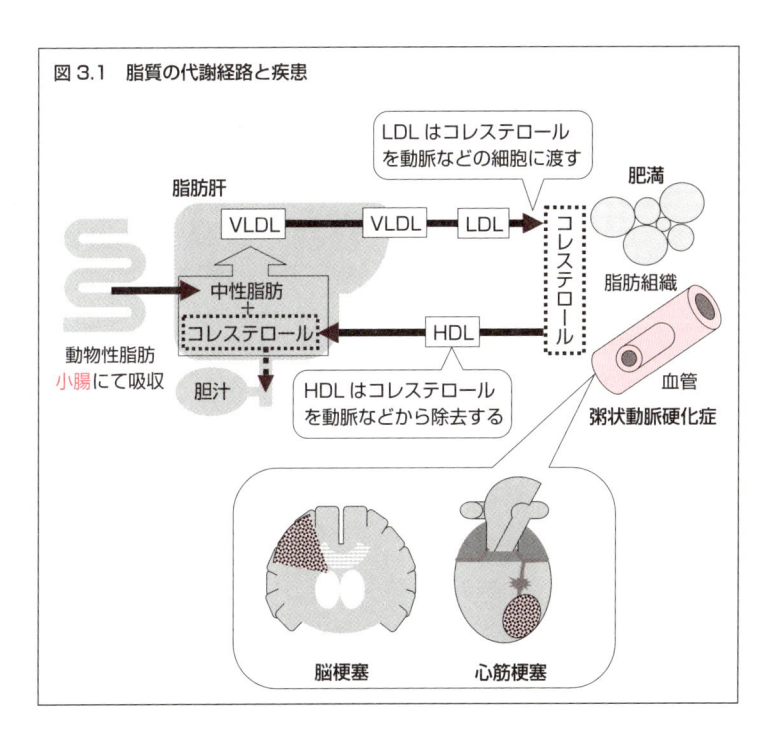

- LDL はコレステロールを動脈などの細胞に渡す
- HDL はコレステロールを動脈などから除去する
- 動物性脂肪　小腸にて吸収
- 脂肪肝：中性脂肪＋コレステロール → VLDL → VLDL → LDL → コレステロール
- HDL ← コレステロール
- 胆汁
- 肥満／脂肪組織
- 血管／粥状動脈硬化症
- 脳梗塞
- 心筋梗塞

図 3.2　脂肪肝

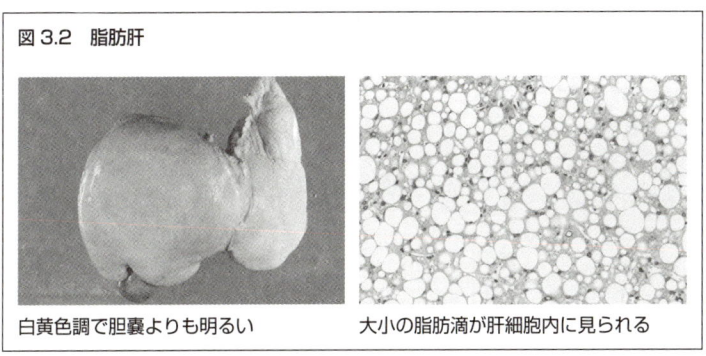

白黄色調で胆嚢よりも明るい

大小の脂肪滴が肝細胞内に見られる

1．脂質と糖質の代謝異常

❷ 蛋白代謝異常

◆**低蛋白血症（低アルブミン血症）**：血漿蛋白の大部分を占めるアルブミン量の低下である。

原因は①摂取不良（飢餓、吸収不良）、②合成低下（肝硬変）、③体外への遺失（尿：ネフローゼ症候群、便：潰瘍性大腸炎）④がん末期などの悪液質などである。

血管内の膠質浸透圧が低下するため、血漿成分が血管から漏出し、浮腫を生じる。重篤になると胸水、腹水が溜まる。

◆**アミロイドーシス**：全身臓器に細線維状のアミロイド蛋白が沈着する。

不溶性で、いったん沈着すると除去が困難である。腎不全、消化管からの栄養吸収不良、心臓では不整脈や収縮不良による心不全を来たす（図3.3）。巨舌を来たすことがある。

[**全身性アミロイドーシス**]：治療法がなく、原因により分類する。

①**原発性（AL型）**は、免疫グロブリンL鎖がアミロイドとして沈着し、多発性骨髄腫に伴うことがある。特に心不全が予後に関係する。

②**反応性または続発性（AA型）**は、肺結核や関節性リウマチなど慢性消耗性疾患に伴い、血清アミロイドA蛋白に由来する。特に腎不全が予後に関係する。

③**透析アミロイドーシス**は、β_2ミクログロブリンがアミロイドとして沈着し、関節症や手根管症候群を起こす。10年以上の血液透析患者に多い。

[**局所性アミロイドーシス**]

①**甲状腺髄様がん**：カルシトニンを産生する濾胞間C細胞に由来するがん。カルシトニン前駆物質に由来するアミロイドが、がん腫内に沈着。

②**アルツハイマー病**：βアミロイド蛋白が脳神経のみならず、脳血管壁に沈着し、脳出血や梗塞の原因となることがある。認知症を来たす。

◆**プリオン病**

脳神経細胞に、プリオン蛋白が沈着し海綿状態となる疾患で、狂牛病やクロイツフェルト-ヤコブ病（CJD）がある。

図 3.3 アミロイドーシスの合併症

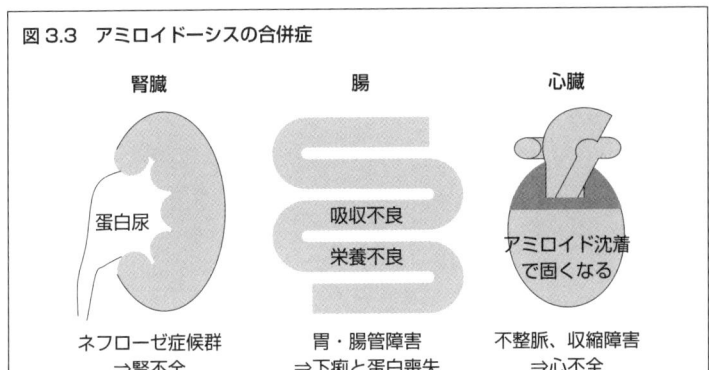

腎臓

蛋白尿

ネフローゼ症候群
⇒腎不全

腸

吸収不良
栄養不良

胃・腸管障害
⇒下痢と蛋白喪失

心臓

アミロイド沈着で固くなる

不整脈、収縮障害
⇒心不全

図 3.4 アミロイドーシス

①**多発性骨髄腫**（骨髄内に形質細胞がびまん性に増殖している。多核細胞を散見する）

②**吸収不良性症候群**（大腸粘膜間質に血清アミロイドA蛋白の沈着を認める）

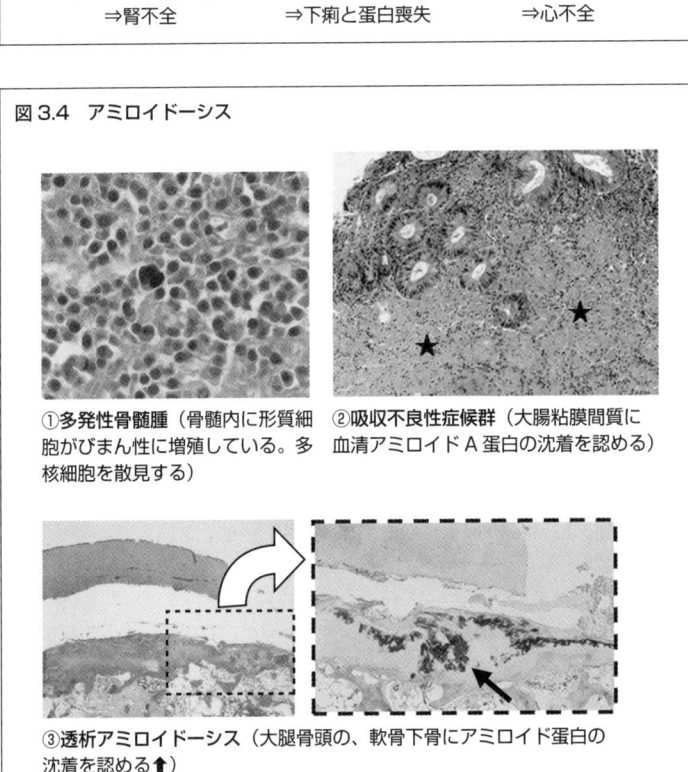

③**透析アミロイドーシス**（大腿骨頭の、軟骨下骨にアミロイド蛋白の沈着を認める↑）

❸ その他の代謝異常

◆核酸代謝異常
　痛風はプリン体の代謝異常による高尿酸血症が原因で、尿酸が組織に沈着する。尿酸は DNA や RNA 成分の1つ、プリン体の最終代謝産物である。男性に多く、足の第一趾の関節炎は強い疼痛を伴い、痛風発作という。発作は、肉食やビールの大量摂取後の翌朝に多い。痛風腎は腎不全の原因となる（図 3.5）。

◆ビリルビン代謝異常 ⇒ p.76 黄疸参照。

◆カルシウム代謝異常
　血中カルシウム値は、ビタミン D と副甲状腺ホルモン（パラソルモン）で上昇、甲状腺から分泌されるカルシトニンで低下させる作用により調節されている。高カルシウム血症はパラソルモンの過剰分泌、がんの骨転移や多発性骨髄腫、ビタミン D 過剰摂取等で生じる。腎や肺に転移性石灰沈着を生じ、尿路結石の原因ともなる（p.100 参照）。

◆生活習慣病
　肥満症、糖尿病、脳血管疾患（脳梗塞、脳出血）、虚血性心疾患（狭心症、心筋梗塞、図 3.6）、高血圧、脂質代謝異常症をいう。いずれも遺伝的素因のある疾患であるが、長年の食生活、運動不足、喫煙、飲酒などの生活習慣が、病気の発生に大きく関係している。生活習慣を改善してこれらの病気の発症を予防しようとの考え方で提唱されている。

◆メタボリックシンドローム（図 3.7）
　内臓脂肪型肥満があると、軽度の脂質代謝異常、高血糖（糖尿病）、高血圧が引き起こされる。個々異常は軽くても積み重なると動脈硬化症を発症し増悪させる。動脈硬化症は、日本人の死因の大半を占める脳卒中や虚血性心疾患の強い危険因子であり、さらに糖尿病の重篤な合併症である網膜症（失明）や、腎症（人工透析）の危険因子でもある。メタボリックシンドロームは動脈硬化症の発症と増悪を予防し、続発症を予防するために提唱された概念である。

図 3.5　痛風の合併症

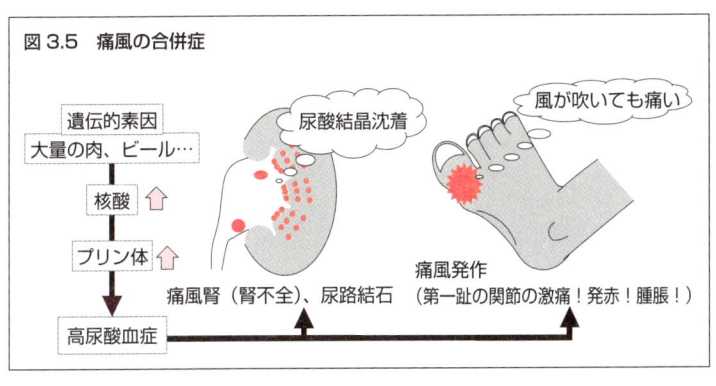

遺伝的素因
大量の肉、ビール…
↓
核酸 ⇧
↓
プリン体 ⇧
↓
高尿酸血症

尿酸結晶沈着
痛風腎（腎不全）、尿路結石

風が吹いても痛い
痛風発作（第一趾の関節の激痛！発赤！腫脹！）

図 3.6　危険因子の保有数と虚血性心疾患発症の危険度

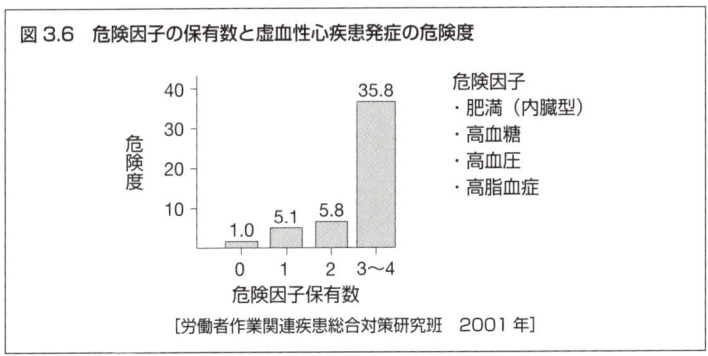

危険因子保有数別の危険度：0 → 1.0、1 → 5.1、2 → 5.8、3〜4 → 35.8

危険因子
・肥満（内臓型）
・高血糖
・高血圧
・高脂血症

［労働者作業関連疾患総合対策研究班　2001 年］

図 3.7　メタボリックシンドロームの診断基準

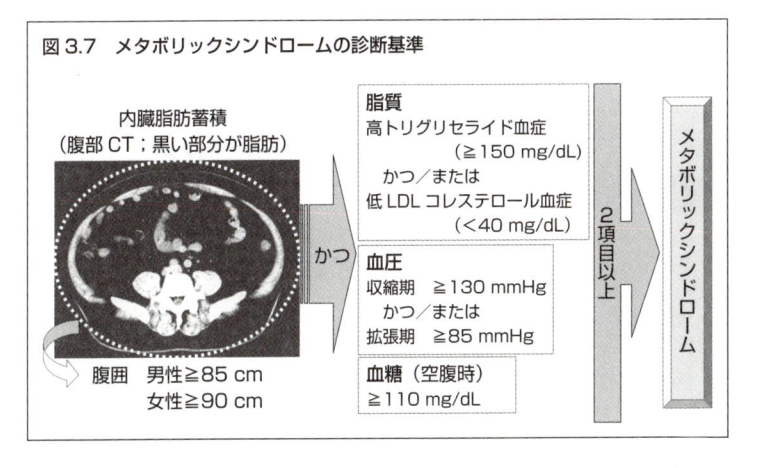

内臓脂肪蓄積
（腹部 CT；黒い部分が脂肪）

腹囲　男性≧85 cm
　　　女性≧90 cm

かつ

脂質
高トリグリセライド血症
　（≧150 mg/dL）
　かつ／または
低 LDL コレステロール血症
　（<40 mg/dL）

血圧
収縮期　≧130 mmHg
　かつ／または
拡張期　≧85 mmHg

血糖（空腹時）
≧110 mg/dL

2 項目以上 → メタボリックシンドローム

CHAPTER 4 循環障害

体内に取り入れられた栄養、酸素、免疫物質などの供給や、老廃物、炭酸ガスなどの排出を行う血液循環（図4.1）、リンパ循環は生命の維持に必要不可欠で、その障害は重大な影響を及ぼす。

❶ 局所の循環障害 -1 （図4.2）

◆充血は、動脈と毛細管の拡張である。

充血とは、細動脈や毛細管の拡張によって、局所の動脈血が増加することをいい、発赤と局所の体温の上昇をみる。食事後の消化のためなどの機能性充血のほか、炎症性、代償性、筋麻痺性がある。

◆うっ血は、静脈の拡張である。

うっ血とは、静脈血の心臓への還流が妨げられて、静脈血が血管内にたまる場合をいう。暗赤色になってチアノーゼと呼ばれる。周囲からの圧迫、炎症、塞栓などによる静脈の閉塞や狭窄によって生じる。

◆乏血（局所性貧血、虚血）とは、血液の体内移動で生じる。

局所の充血を生じると、その分、他の部分の動脈血が減少して機能が落ちるが、この場合を乏血という。乏血は代償性のほか動脈硬化や血栓などによる狭窄や閉塞、血管の収縮が停止する攣縮などで生じる。

乏血部分は褪色して、温度が下がる。長時間の乏血は、その支配下組織の変性壊死をきたす。

> **メモ 血液凝固因子**
>
> 血液凝固因子には、12の種類があり（番号は第1因子から第13因子まで、第6因子は欠番）、血友病は第8因子または第9因子の欠乏による。母から男子に伝わる伴性劣性遺伝病である。
>
> 播種性血管内凝固症候群（DIC）は、重篤な感染症や熱傷などで全身の凝固亢進、フィブリン血栓の形成を生じ、組織の変性壊死をきたす。これに体が反応して血液凝固因子の減少を生じて出血傾向に陥る。凝固亢進と出血傾向の相反する悪循環状態を生じて死に至る。

図 4.1　循環系

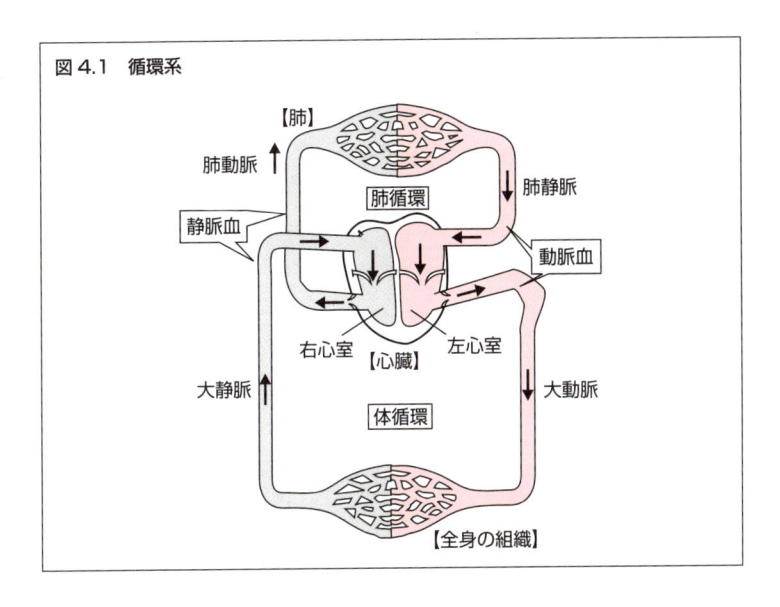

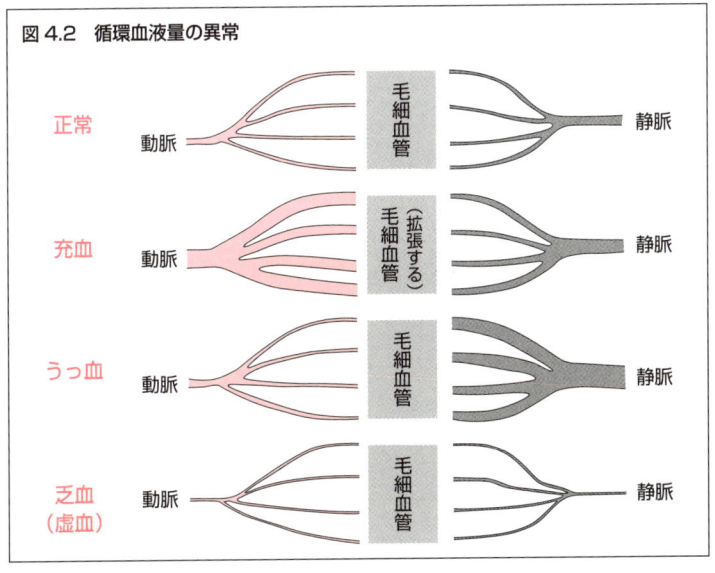

図 4.2　循環血液量の異常

正常
充血
うっ血
乏血（虚血）

動脈　毛細血管　静脈
動脈　毛細血管（拡張する）　静脈
動脈　毛細血管　静脈
動脈　毛細血管　静脈

1．局所の循環障害 - 1

❷ 局所の循環障害 -2

◆**出血は、血管外への血液成分の流出である。**

出血とは血液の全成分が血管外に出ることをいい、体内に出るのが内出血、体外に出るのが外出血である。

[出血の種類]：血管壁の損傷による破綻性出血と、血液成分の変化や血管壁の病的状態でじわじわ出る漏出性出血がある。

出血の性状によって、点状出血、紫斑、血腫などに分けられる。また、出血部位によって脳出血、鼻出血、喀血（気道：鮮紅）、吐血（上部消化管：暗赤色）、下血（下部消化管、黒色、タール便と呼ばれる）、血尿などと呼ばれる。

[出血の影響]：急激に全身の30％以上の出血を生じると出血性ショックで死に至る。少量で持続的な出血は低酸素血症に陥る。局所的な出血は吸収または器質化される。少量の出血でも脳や気管支などでは重篤な結果を招くことがある。

[出血性素因（出血傾向）〜止血しない]：出血に対する止血機構の障害で、特別の誘因がなくて出血したり、小出血が止血しない場合をいう。凝固因子の欠乏（血友病：伴性劣性遺伝病、**図4.3**）、血小板減少（特発性血小板減少性紫斑病）、血管壁障害（壊血病、シェーンライン-ヘノッホ紫斑病）、線維素溶解亢進（プラスミン活性の過剰）などによる。

◆血栓症と塞栓症：血管内の固まり

フィブリンや血球、血小板などの血液成分が凝固して、障害を生じる場合を血栓症という。また血栓や羊水、腫瘍組織、外傷や手術時侵入する骨髄、脂肪組織などが微小血管を詰まらせることを塞栓症という。スキューバダイビングなどで生じる窒素ガスの塞栓による心筋梗塞や肺梗塞、脳梗塞を潜函病（**図4.4**）という。

◆梗塞：動脈血が足りなくて細胞組織が死ぬ（図4.5）

梗塞とは、終動脈の破綻や閉塞によって細胞組織が壊死になることをいう。貧血性と出血性がある。脳梗塞や心筋梗塞、肺梗塞などは重篤な結果を招く。

図 4.3　血液凝固カスケード反応と凝固因子

血友病 A：第Ⅷ因子の欠乏
血友病 B：第Ⅸ因子の欠乏

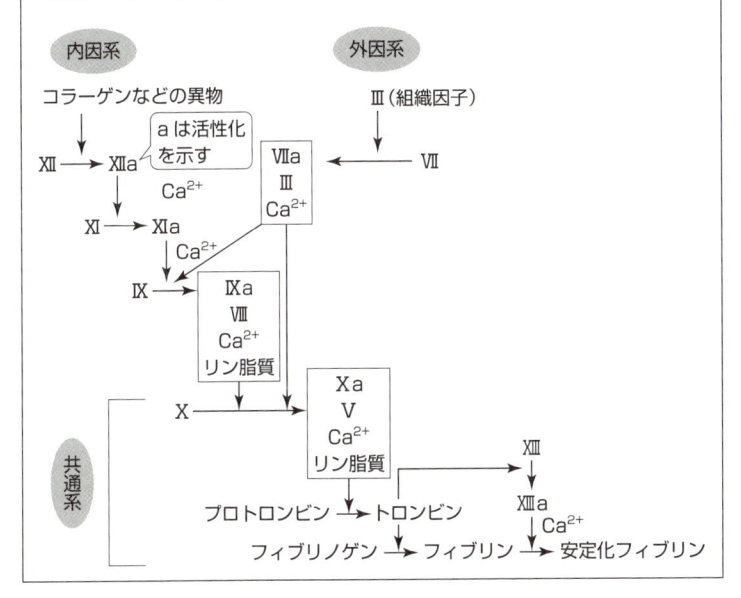

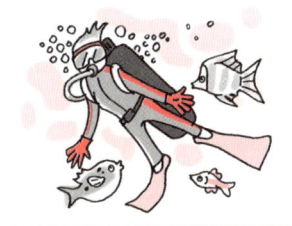

内因系　　　　　　　　外因系

コラーゲンなどの異物　　　Ⅲ（組織因子）
　↓　　　　　　　　　　　　↓
Ⅻ → Ⅻa　　　　　　　　　　　　　　　　　　　aは活性化を示す
　　　　　Ⅶa　　←　　Ⅶ
　　　　　Ⅲ
　　　　　Ca^{2+}

Ⅺ → Ⅺa
　　　Ca^{2+}

Ⅸ → Ⅸa
　　　Ⅷ
　　　Ca^{2+}
　　　リン脂質

　　　　　Ⅹa
Ⅹ → 　　 Ⅴ
　　　　 Ca^{2+}　　　　　　　Ⅷ
　　　　 リン脂質　　　　　　　Ⅷa
　　　　　　　　　　　　　　　Ca^{2+}
　プロトロンビン → トロンビン
　　　フィブリノゲン → フィブリン → 安定化フィブリン

共通系

図 4.4　潜函病

浮上時に水圧の低下によって窒素の気泡が出現　→　脳、心の梗塞を生じる

水深 3〜5 m で 5 分間停止 → 気泡を消滅 → 安全停止

図 4.5　梗塞

貧血性梗塞：脳、心筋、腎に多い
出血性梗塞：肺、腸管に多い

❸ 全身の循環障害

◆**水腫**（浮腫）：水が多すぎる

水腫は、毛細血管壁の透過性の亢進、圧上昇、血液中の蛋白質の減少による浸透圧の下降などにより、水分が血管外へ移動して生じる。

疾患としては、静脈炎、ネフローゼ、肝硬変、心不全、低蛋白症などで見られる。水腫は抵抗の少ない体腔、眼瞼、陰嚢などに出現しやすい。部位によって胸水、腹水、陰嚢水腫などと呼ぶ。

◆**脱水症**：水が不足する（図 4.6）

人体の 70％ は水分でできている。水分の減少を脱水という。全体の 15％ を失うと生命にかかわる。原因は水分の摂取不足、過剰発汗、下痢、嘔吐などで、コレラで顕著にみられる。

◆**ショック**：血液が不足する

大量の出血、外傷、火傷、ペニシリンなどのアレルギー、心不全、精神的打撃などで、循環血液量が減少して、末梢組織に必要な量の血液供給ができなくなって、意識障害、頻脈、昏睡状態になることを**ショック**という。高度になると死に至る。

◆**高血圧症**：動脈の圧が高くなる（図 4.7）

血圧が高くなると、脳出血や動脈瘤の形成、血管の破綻など重大な結果を招く。収縮期 140 mmHg 以上、拡張期 90 mmHg 以上のどちらかがあれば高血圧症と診断される（WHO）。成因は大半が不明で、**本態性高血圧**と呼ばれる。発生因子として遺伝、食事や気候、神経、ホルモン、循環器障害、腎機能などの関与が指摘されている。成因がはっきりしている二次性（症候性）高血圧症は、ネフローゼ、糖尿病、動脈硬化症、精神的ストレスなどで誘発される。

> **メモ 褐色細胞腫と高血圧症**
>
> 比較的若年者で、収縮期圧 200 mmHg 以上の高血圧を示す患者の場合、検査で副腎髄質の褐色細胞腫（図 4.8）が発見されることがある。クロム親和性を示す褐色細胞は昇圧ホルモンのカテコールアミンを産生し、高血圧症の原因となる。

図 4.6　脱水症

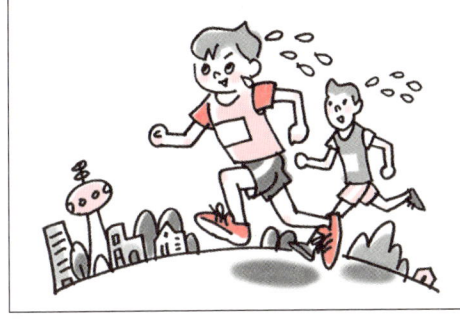

マラソンで倒れる人は、大半が脱水症による。

口渇感を感じる前に、定期的に水分補給をする。

図 4.7　高血圧症

昇圧物質（レニン–アンギオテンシン系）
降圧物質（キニン–カリクレイン系）

の存在が確認されている

図 4.8　褐色細胞腫

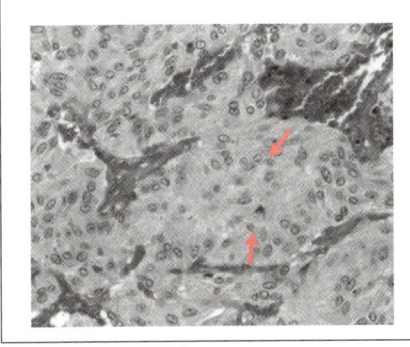

胞巣状に増殖する腫瘍細胞は、クロム親和性を示す。

CHAPTER 5 炎症と免疫

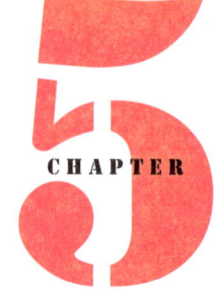

炎症とは、生体に何らかの侵襲が加わった時に起きる防衛反応で、有害因子の排除や障害の修復を行う。免疫は、外部から侵入する微生物や蛋白質、自己の体内でできる有害物質を抗原として認識し、抗体を作って抗原抗体反応によって異物を排除したり、取り込んで消化する現象をいう。

❶ 炎症、免疫で活躍する細胞と化学物質

◆臨床的に炎症の際にみられる疼痛、発赤、発熱、腫脹を炎症の四徴といい、これに機能障害を加えて五徴という場合もある（図 5.1）。

［炎症、免疫で活躍する細胞（図 5.2）］

◆**単球、マクロファージ**：異物を食べる、消化する

炎症の現場に出現して、異物を貪食、消化し、また抗原を処理してリンパ球の働きを助ける。同時にある種のサイトカインを産生する。

◆**白血球**：いろいろな働きをする

好中球は炎症の急性期に現れて、貪食作用、殺菌作用、免疫反応の細胞間伝達物質であるサイトカインを産生する。好酸球はアレルギーや寄生虫疾患で増加する。その役目ははっきりしていない。好塩基球は血管透過性を高めるヘパリン、セロトニン、ヒスタミン等を産生する。また、細胞表面の IgE 抗体がアナフィラキシー反応に関与する。

◆**リンパ球**：免疫反応の主役

リンパ球は単純な球形で、大きさもほぼ同一であるが、機能的に多種類あり、免疫機構の主役を演じる。T 細胞（胸腺由来）は、リンホカインと呼ばれる反応媒介物質を産生して、細胞性免疫を行い、移植免疫、腫瘍免疫、遅延型アレルギーなどの反応を担う。B 細胞（ブルザ由来）は形質細胞に分化して、抗体（免疫グロブリン）を産生し、液性免疫を生じる。ほかに、やや大きな K 細胞（キラー細胞）と NK 細胞（ナチュラルキラー細胞）と呼ばれるリンパ球は、直接標的細胞を破壊する。

[化学物質]

◆ケミカルメディエーターと呼ばれる多くの化学物質が炎症に関与している。

蛋白分解酵素（プロテアーゼ）、血管透過性因子、白血球遊走因子、リンホカインがそれで、お互いに協力して炎症反応を発現する。代表的なものに**カリクレイン**、**ブラジキニン**、**ヒスタミン**、セロトニン、インターフェロンなどがある。

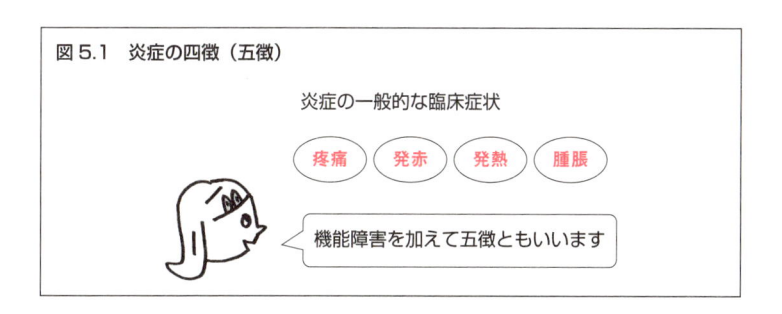

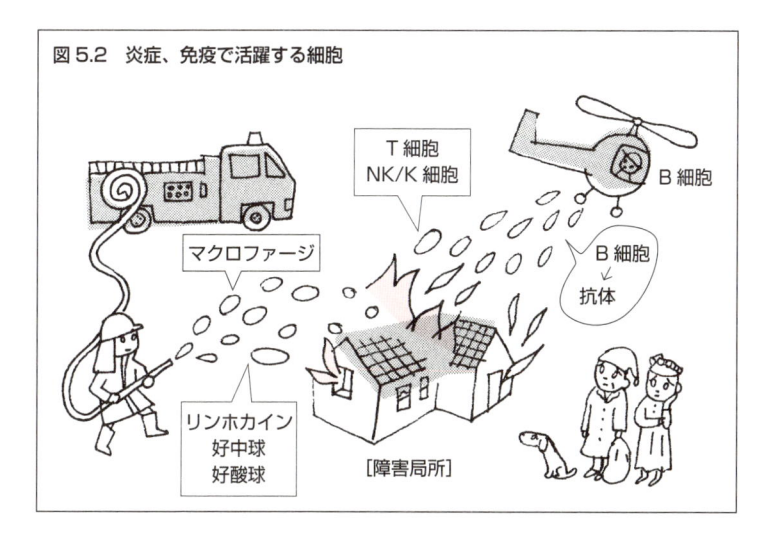

図5.1　炎症の四徴（五徴）

炎症の一般的な臨床症状

疼痛　発赤　発熱　腫脹

機能障害を加えて五徴ともいいます

図5.2　炎症、免疫で活躍する細胞

T細胞
NK/K細胞

B細胞

マクロファージ

B細胞
↓
抗体

リンホカイン
好中球
好酸球

[障害局所]

❷ 炎症の原因と経過

[原因]

◆**物理的原因**

外傷をはじめ、高熱、寒冷、高圧電気、放射線、光線などがある。

◆**化学的原因**

酸、アルカリ、微生物や植物が産生する毒素、体内で産生される異物、ウルシなどの抗原性物質が炎症の原因となる。

◆**生物学的原因**

細菌、ウイルス、真菌などの感染症が炎症を生じるが、感染症として別の項目で扱う(p.32参照)。また、原虫、寄生虫、移植細胞なども炎症を惹起する。

[経過（図 5.3、表 5.1）]

◆**炎症は原因の如何にかかわらず、基本的に一定の病理学的経過を示す。**

「①初期血管反応→②血漿成分の滲出→③細胞成分の遊走→④修復」

①**初期血管反応**：障害に対する最初の反応

血管の収縮、拡張、血流量の増加、血管透過性の亢進を生じる。

②**血漿成分の滲出**：血管透過性が亢進し、水分が血管外へしみ出る→腫れる

血管透過性が亢進すると、血漿成分がしみ出て（滲出）、炎症性水腫がみられる。滲出液は多くの抗炎症物質を含み、障害物と戦う。

③**細胞成分の遊走**：種々の細胞が血管外に出て、障害局所に集まり、戦いに加わる

まず好中球が、次いでマクロファージ、慢性期にはリンパ球が出現する。

④**修復**：障害された部分を修理する

まず毛細血管の新生、次いで線維芽細胞の増生、肉芽形成、瘢痕を生じる。

図 5.3 血管から見た炎症の経過

① 【初期血管反応】血管の収縮、拡張によって充血が起きる

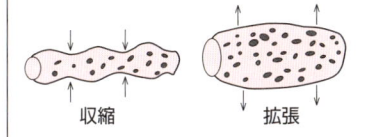

収縮　　拡張

② 【血漿成分の滲出】血管の透過性の亢進によって血漿成分の滲出
→炎症性水腫

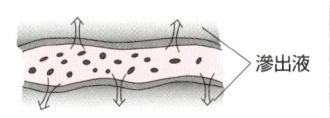

滲出液

③ 【細胞成分の遊走】炎症細胞が遊出して、機能する

障害局所へ

④ 【修復】毛細血管の新生と肉芽形成（障害局所）

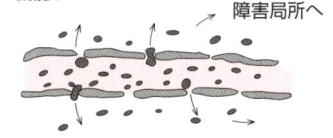

線維芽細胞
毛細血管

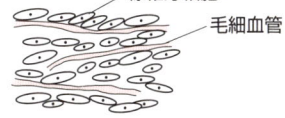

表 5.1 炎症の時期的分類

炎症の時期	組織所見	出現細胞
急性期	血管の拡張、透過性亢進、滲出液	白血球主体（好中球）
亜急性期	増殖炎（肉芽形成、組織球の出現）	白血球は減少、リンパ球出現
慢性期	肉芽形成、瘢痕形成	リンパ球、マクロファージ、形質細胞

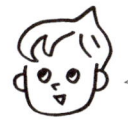

炎症は、障害因子の強さ、作用時間、生体の抵抗性、免疫力、治療などによってその経過が左右されます。その時期によって急性、亜急性、慢性に分類されます

❸ 炎症の形態学的分類

炎症は原因の如何にかかわらず、基本的に一定の形態的変化を生じるが、どの変化が最も強く表面に出るかによって分類される。

◆実質炎：実質臓器の変性壊死が主体

肝、腎などの実質臓器が感染症や中毒で変性、壊死に陥る。

◆滲出炎：血管反応による滲出が主体。血管炎とも呼ばれる

①漿液（性）炎：細胞成分の少ない漿液性の滲出液が主体で、粘膜ではカタル性炎と呼ばれる。上気道炎の鼻汁や胸水腹水などがある。

②線維素（性）炎：線維素（フィブリン）を多く含み、偽膜や絨毛を形成する。軽度の場合をクループ炎、高度になるとジフテリア炎と呼ばれる。

③化膿（性）炎：好中球浸潤を主体とし、膿を分泌する。肺、肝、脳などに見られる塊を作る膿瘍、虫垂炎などのように組織の間隙に浸潤する蜂窩織炎、副鼻腔の蓄膿症のように粘膜に見られる膿性カタルがある。（**図 5.4**）

④出血性炎：出血が顕著なタイプで、ペスト、細菌性赤痢、痘瘡、インフルエンザなどがある。

⑤壊疽性炎：組織の高度の壊死を伴う。腐敗性でガス壊疽などがある。

◆増殖性炎：線維芽細胞や肉芽組織が増殖

慢性肝炎の線維症、糸球体腎炎のメサンギウム増殖などがある。

◆特異性炎：特異な肉芽腫を形成（**図 5.5**）

結核、梅毒、関節リウマチなどの一群の特異的な肉芽腫を形成する炎症をいう。組織学的所見で病因が推定できる。

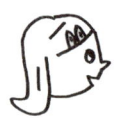

> 結核結節で見られる乾酪壊死は、壊死の部分が肉眼でチーズのように黄色っぽく見えることから、そう名前が付いたんです

図 5.4 化膿炎の分類

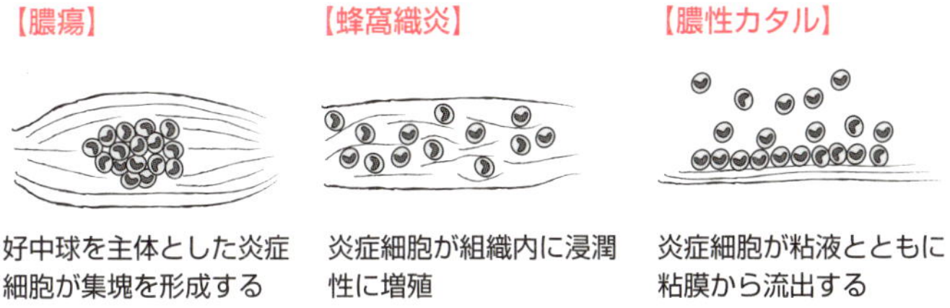

【膿瘍】
好中球を主体とした炎症細胞が集塊を形成する

【蜂窩織炎】
炎症細胞が組織内に浸潤性に増殖

【膿性カタル】
炎症細胞が粘液とともに粘膜から流出する

図 5.5 特異性炎（結核の場合）

結核結節：類上皮細胞、ラングハンス型多核巨細胞、乾酪壊死などを示す特異性肉芽腫

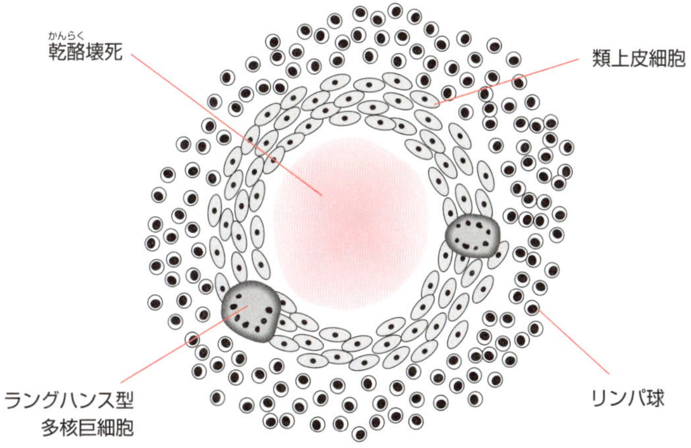

乾酪（かんらく）壊死
類上皮細胞
ラングハンス型多核巨細胞
リンパ球

❹ 感染症総論

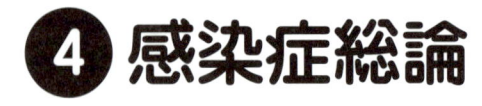

◆**感染症の特徴**：物理的、化学的原因による炎症とは異なる

①**生体内で増殖、拡大し、他の生体に感染する場合もある**：感染は経皮・粘膜、気道、輸血などを介する。生体内では連続的、経管腔、経脈管で拡大する（**図5.6**）。

②**一定期間の潜伏期を経て発症する。**

③**感染しても発症しない場合がある**：不顕性感染。

④**病原体によっては種々の毒素や催炎物質を産生する。**

⑤**抗生物質に対抗して新しいタイプに変わることがある**：耐性菌。

⑥**抗生物質で排除された微生物に代わって、それまでおとなしくしていた別の微生物が増殖、病原性を示す**：菌交代現象、日和見感染。

◆**防御機構**：感染症に対する生体側からの防御機構がある

①**解剖生理学的抵抗**：皮膚や粘膜の微生物の侵入に対する防御や、涙や唾液に含まれる酵素のリゾチームによる殺菌作用がある。

②**遺伝的、個体的抵抗**：性、年齢、種、個体によって感染に対する抵抗性が異なる：免疫反応遺伝子の関与が指摘されている。

③**白血球貪食作用**：好中球やマクロファージは細菌を貪食する。

④**インターフェロン**：C型肝炎ウイルスに感染すると、肝細胞がインターフェロンを産生してウイルス血症を改善することがある。

⑤**免疫による防御**：細胞性、液性免疫は、抗原抗体反応によって感染に対する発症の防御、発症後の抵抗性の発揮を促す（**図5.7**）。

> **メモ　鳥インフルエンザとパンデミック感染**
>
> 従来ヒトには感染しないとされていた鳥インフルエンザのヒトへの感染が確認され、香港で初めて死者が出たのは1997年で、中国、東南アジアを中心に世界に広がり、パンデミック（世界規模での大流行）感染の可能性が示唆される。H5N1型が最も多い。近年ワクチンが開発された。

図 5.6 感染症の侵入経路

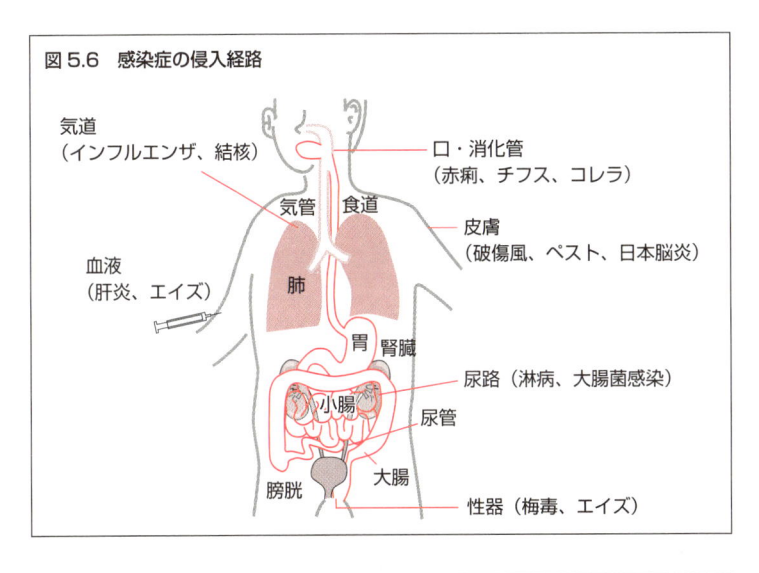

- 気道（インフルエンザ、結核）
- 口・消化管（赤痢、チフス、コレラ）
- 皮膚（破傷風、ペスト、日本脳炎）
- 血液（肝炎、エイズ）
- 尿路（淋病、大腸菌感染）
- 性器（梅毒、エイズ）

気管／食道／肺／胃／腎臓／小腸／尿管／大腸／膀胱

図 5.7 免疫に関与する細胞、物質

【細胞性免疫】

1. マクロファージによる抗原提示
2. ヘルパーT細胞が抗原認識
3. サイトカインを分泌
4. キラーT細胞の活性化

標的細胞で、T細胞受容体（TCR）の発現 → 直接抗原を攻撃

【液性免疫】

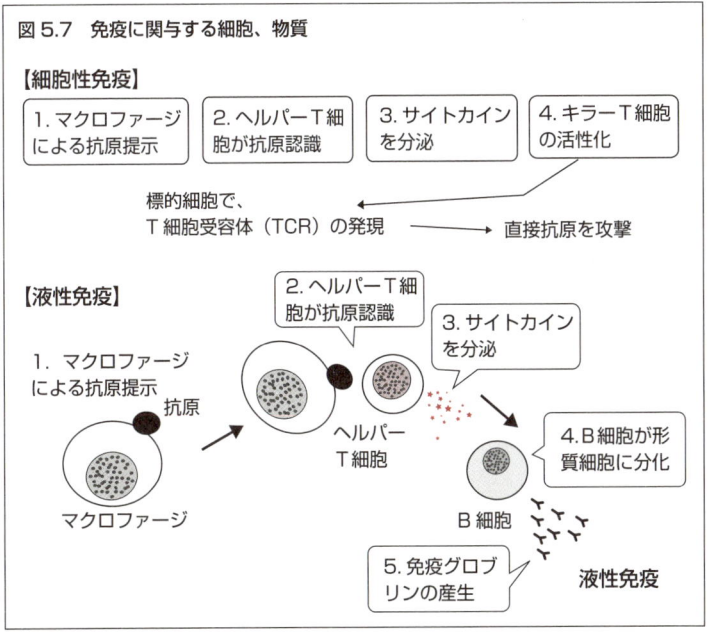

1. マクロファージによる抗原提示
2. ヘルパーT細胞が抗原認識
3. サイトカインを分泌
4. B細胞が形質細胞に分化
5. 免疫グロブリンの産生

マクロファージ／抗原／ヘルパーT細胞／B細胞／液性免疫

4．感染症総論

⑤ 感染症各論 -1

ヒトに感染、発症する微生物は数百あるが（**表5.2**）、代表的なものを挙げる。

◆細菌感染症：感染症の中で最も多い

[ブドウ球菌感染症]：主として皮膚や肺に感染するが、近年 MRSA（メチシリン耐性黄色ブドウ球菌）が院内感染を生じ、集団発症して大量の死亡をきたして社会問題化した。

[レンサ球菌感染症]：猩紅熱や心内膜炎の原因となる化膿菌だが、リウマチ熱や糸球体腎炎などの自己免疫疾患も引き起こす。

[淋菌感染症]：淋病は最も多い性関連感染症で、免疫は得られず繰り返し感染発症する。副睾丸炎や卵管炎をきたして、不妊の原因となる。

[クロストリジウム感染症]：一群の嫌気性菌で、ボツリヌス菌、破傷風菌は神経親和性を示し、重篤な神経筋症状を呈する。

[ペスト]：ネズミからノミを介してヒトに感染する。出血傾向を生じ、敗血症に陥って死亡する。皮下出血が全身に及び、黒死病と呼ばれた。

[コレラ]：ビブリオ菌の一種であるコレラ菌による。激しい下痢、嘔吐、脱水により死に至る。かつては大流行により数万人の死者が出た。

[大腸菌感染症]：夏季食中毒の原因となる。特に病原性大腸菌 O-157 は近年集団発生して重篤な出血性大腸炎を生じ、多くの死者をみた。

[サルモネラ感染症]：赤痢菌やチフス菌があり、ともに経口感染する。赤痢は腸管の潰瘍形成、出血性下痢をきたす。

[結核]：BCG 接種や化学療法の発達で激減したが、なお一定の発生が続いている。多くは気道感染し、肺に類上皮細胞（**図5.8**）やラングハンス型多核巨細胞からなる結核結節を形成する特異性炎である。進行すると乾酪壊死に至る。

[らい菌感染症]：ハンセン病は形質細胞と泡沫細胞からなる肉芽腫を形成する特異性炎である。らい予防法の廃止により患者の名誉が戻った。

表5.2 感染症法
この法律で定められた疾患が発生した場合、医師（医療機関）は知事に届け出なければならない

分類	疾病名
1類	エボラ出血熱、ペスト等、全7種類
2類	重症急性呼吸器症候群（SARS）、鳥インフルエンザ（H5N1）等、全5種類
3類	コレラ、腸管出血性大腸菌感染症等、全5種類
4類	A型肝炎、狂犬病、ボツリヌス症、マラリア等、全42種類
5類	後天性免疫不全症候群（HIV）、梅毒等、全43種類

図5.8 類上皮細胞

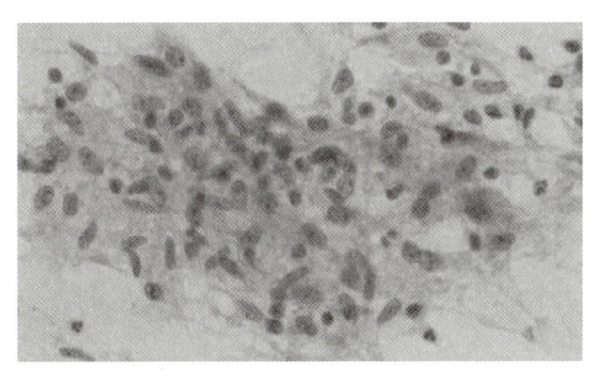

▶紡錘型の類上皮細胞からなる肉芽組織

5．感染症各論 - 1

❻ 感染症各論 -2

◆**真菌症**：カビの仲間で、菌交代現象や日和見感染で感染する

[カンジダ症]：常在菌で、消化管、生殖器、肺によくみられる。

[アスペルギルス症]（図 5.9）：肺に好発。時に腫瘍状の結節を形成する。

[クリプトコッカス症]：鳩の排泄物や土壌から気道感染する。

その他：アクチノミコーシス症、ムーコル症などがある。

◆**リケッチア感染症**：のみ、シラミ、ダニなどを介して感染する

発疹チフス：シラミの刺傷から感染、皮膚発疹と脳症状を呈する。

ツツガムシ病：アカムシが媒介、発疹とともに脳、心の血管炎や間質性肺炎をきたす。

◆**スピロヘータ感染症**：らせん状の形態を示して蠕動運動をする

梅毒：代表的なSTD（性関連感染症）。ゴム腫を形成する特異性炎。

◆**クラミジア感染症**：ウイルスの一種で、増殖サイクルが異なる

オウム病、鼠径リンパ肉芽腫（STD）、トラコーマなどがある。

◆**ウイルス感染症**：臓器親和性が強く、ときに封入体が観察される

[皮膚粘膜のウイルス感染症]：麻疹（はしか）は乳幼児に多く、接触感染する。通常予後は良好で、10日前後で治癒する。風疹は麻疹より軽症の場合が多いが、生殖器にも親和性を示し、不妊の原因となることがある。痘瘡（天然痘）は特異な発疹を生じ、出血型は死に至る。種痘（ワクチン）の開発によって発病はなくなった。ヘルペスウイルス感染症は、小児に多い単純ヘルペスや、神経親和性を示し、疼痛を伴う帯状疱疹、および発がんの可能性のある子宮頚部ヘルペス（HPV：ヒトパピローマウイルス）がある（図 5.10）。

[唾液腺ウイルス感染症]：流行性耳下腺炎は、ときに生殖器に親和性を示し、不妊の原因となる。

[神経、肝臓、呼吸器などのウイルス感染症]：各論で後述する。

図 5.9 アスペルギルス

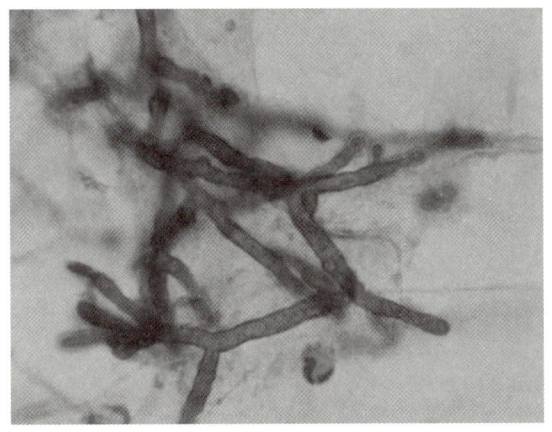

▶特徴的な 45°の角度で分枝する菌糸が隔壁をもって増殖している

図 5.10 HPV 感染細胞

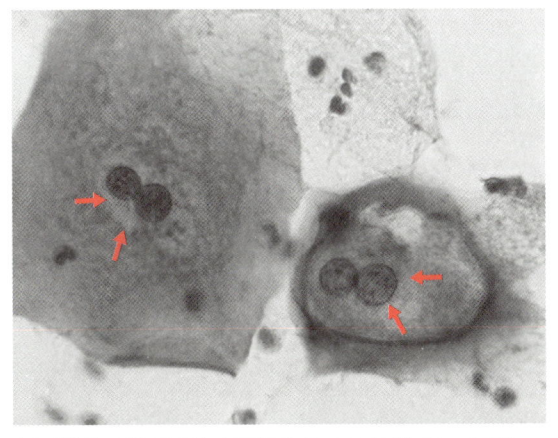

▶2 核細胞の核周辺が白く抜けている（コイロサイトーシス）

❼ アレルギーと臓器移植

［アレルギー］

◆過剰な免疫反応による炎症性の組織障害のことを、アレルギーまたは過敏症という。

　アレルギーには、液性免疫による即時型と細胞性免疫による遅延型がある。アレルギーでは好酸球増多がみられる。アレルギーの原因となる物質（抗原）をアレルゲンと呼ぶ。1963年にCoobsとGellが4型に分類した（**表5.3**）。

［臓器移植（図5.11）］

◆移植の種類には、自家移植、同系移植、同種移植、異種移植がある。
①**自家移植**：自分自身の体の一部を他の場所に移植すること。
②**同系移植**：親子や兄弟間のように、遺伝子構成のほぼ同じ者間の移植。
③**同種移植**：同じ種（ヒト同士）であるが、遺伝子構成の異なる者への移植。他人同士の移植。
④**異種移植**：異なった種間の移植。例；ブタの弁をヒトに移植。

◆移植片がうまく付かないで脱落する現象を拒絶反応という。

　免疫現象の1つで、拒絶反応を起こす抗原を移植抗原という。この特異性は組織適合遺伝子によって定められ、ヒトではHLA抗原（ヒト白血球抗原）と呼ばれる。

◆移植成功の条件：自家移植、同系移植、同種移植の順に成功率が高い。

　移植臓器の構造が単純であること、移植片が新鮮で生活力が高いこと、同所移植であること、感染の防御、HLA遺伝子の一致などが移植の成功をもたらす。

◆移植片対宿主反応（GVH反応）

　移植片が逆に宿主の組織を異物として認識、急激な免疫反応を生じて重篤な結果を引き起こす。まれに輸血でみられる。

表5.3 アレルギーの分類

型		疾患例	反応の主役
Ⅰ（アナフィラキシー型）	即時型	ペニシリンショック、気管支喘息、じんま疹、腸管アレルギー、胃腸管アレルギー	IgE（レアギン）
Ⅱ（細胞障害型）	即時型	不適合輸血、溶血性貧血、グッドパスチャー症候群	IgG、IgM
Ⅲ（免疫複合体型）	即時型	血清病、糸球体腎炎、多発性結節性動脈炎、関節リウマチ	免疫複合体
Ⅳ（遅延型過敏症）	遅延型	結核（ツベルクリン反応）、接触性皮膚炎、移植の拒絶反応	感作リンパ球（T細胞）

図5.11 臓器移植と拒絶反応

【臓器移植】

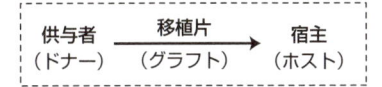

供与者（ドナー） —移植片（グラフト）→ 宿主（ホスト）

【拒絶反応】

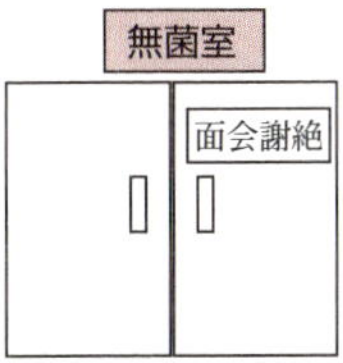

無菌室　面会謝絶

▶移植抗原の働きを防ぐために、宿主の免疫力を低下させる
　⇒微生物の感染症が重篤になる
　⇒それを予防するために、特別に術後の感染を防御する無菌室に入る

7．アレルギーと臓器移植

❽ 自己免疫疾患と免疫不全症候群

◆**自己免疫疾患**：自己の成分や産生物が抗原になって障害を起こす

胎児期に消去される免疫担当細胞のクローン（禁止クローン）が生後に復活して自分に対して免疫反応を起こす（バーネット説）。

[全身性自己免疫疾患]：血管炎と結合組織の類線維素変性を生じる膠原病がそれで、全身性エリテマトーデス（SLE）、関節リウマチ、結節性動脈周囲炎、皮膚筋炎、強皮症、シェーグレン症候群などがある（**表5.4**）。

[臓器特異的自己免疫疾患]：甲状腺、腎臓、血液などの各臓器に限局して起こる自己免疫疾患で、代表的なものにバセドウ病、橋本甲状腺炎などがある。

◆**免疫不全症候群**：免疫力が低下する

[先天性免疫不全症候群]：まれに染色体異常や遺伝子の異常によって、先天的に免疫担当のリンパ球（T細胞およびB細胞）の機能不全をきたす。

[後天性免疫不全症候群]：免疫抑制療法やステロイド治療などで後天的に免疫不全を生じることがある。1番の社会問題になっているのがエイズ（AIDS）である。

AIDSはレトロウイルスの一種である**HIV**の感染によって高度の免疫機能障害を起こす。**HIV**はCD4陽性T細胞（ヘルパーT細胞）に入り込んで細胞膜を破壊、死滅させる。AIDSの感染経路には、血液製剤の輸血、性交、感染注射針などがあるが、**血友病患者**への血液製剤の輸血による感染は大きな社会問題になった。

臨床的には**ニューモシスチス肺炎（カリニ肺炎）**（**図5.12**）、**カポジ肉腫**、**サイトメガロウイルス感染症**（p.88）などを引き起こす。発症していないウイルスのキャリア（保菌者、不顕性感染）にも感染力はあり、また長期の潜伏期を示すタイプもあり、世界的に感染者はまだ増加している。

> **メモ　レトロウイルス**
>
> レトロウイルスはRNAを遺伝物質として持つウイルスで、RNAからDNAへ逆転写酵素を持っている。通常は細胞増殖とともに増殖するパターンを示すが、HIVは細胞破壊性に増殖する。

表 5.4　全身性自己免疫疾患

疾患	自己抗体	標的臓器
慢性甲状腺炎（橋本病）	抗ミクロソーム抗体	甲状腺
関節リウマチ	リウマチ因子	滑膜
全身性エリテマトーデス（SLE）	抗核抗体、抗DNA抗体	腎臓、皮膚など
強皮症	Scl-70抗体	皮膚
多発性筋炎、皮膚筋炎	—	筋組織、皮膚
シェーグレン症候群	SS-A抗体、SS-B抗体	涙腺、唾液腺

図 5.12　ニューモシスチス肺炎

小円形のカリニ嚢子（↓）

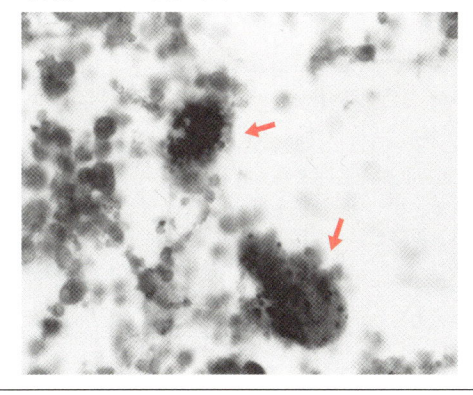

CHAPTER 6 腫瘍

腫瘍とは、生体の細胞が、その性格をかえて自立性・過剰に増殖してできた腫瘤である。生体の中で勝手気ままに（無統制、無秩序、不可逆的）、止まることのない非合目的な増殖をする。

① 腫瘍の分類

◆**生物学的態度**（良性・悪性）と**組織発生**（上皮・非上皮）の組み合わせで分類する（図6.1、表6.1）。

①**良性腫瘍**：浸潤・転移しない。膨張性に発育。
②**悪性腫瘍**：浸潤・転移・播種する。浸潤性に発育。

上皮細胞由来は**がん腫**（カルチノーマ）、非上皮性は間葉系細胞由来の**肉腫**（サルコーマ）、造血細胞由来の**白血病**と**リンパ腫**、中枢神経支持組織由来の**神経膠腫**（グリオーマ）に分ける（表6.2）。

③**混合腫瘍**：上皮組織と非上皮組織（間葉系）の腫瘍が混在する。

良性では乳腺の**線維腺腫**や唾液腺の**多形性腺腫**など、悪性では乳腺の悪性**葉状腫瘍**が代表的である。

表6.1 がん腫と肉腫の特徴

腫瘍	がん腫	肉腫
由来	上皮	間葉組織
発生頻度	普通	比較的まれ
転移	リンパ	血管
年齢	中高年齢	若年から高齢

図 6.1　良性腫瘍と悪性腫瘍の違い

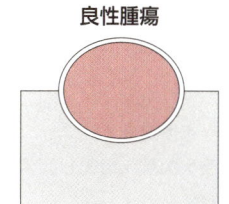

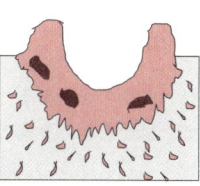

良性腫瘍　v.s.　悪性腫瘍

遅い	発育の速度	速い
膨張性	発育の様子	浸潤性
明瞭	周囲との境界	不明瞭
なし	転移	あり
少ない	再発	多い
少ない	宿主への影響	大きい
良好	予後	不良
弱い	細胞の異型性	強い
ない	リンパ管・血管への侵入	あり

表 6.2　腫瘍の分類

正常組織		良性腫瘍	悪性腫瘍
上皮組織	扁平上皮	乳頭腫	扁平上皮がん
	腺上皮	腺腫	腺がん
	移行上皮	乳頭腫	移行上皮がん
間葉組織	脂肪	脂肪腫	脂肪肉腫
	筋	平滑筋腫 横紋筋腫	平滑筋肉腫 横紋筋肉腫
	線維	線維腫	線維肉腫
	骨・軟骨	骨・軟骨腫	骨・軟骨肉腫
造血細胞組織		なし	白血病 リンパ腫
神経組織	神経膠細胞	なし	神経膠腫（グリオーマ）
	末梢神経	神経鞘腫 神経線維腫	悪性末梢神経腫瘍

❷ 腫瘍の形態

［肉眼形態（図 6.2）］

◆多くの腫瘍は、細胞の塊である腫瘤や結節を形成する。
◆皮膚や消化管、膀胱などの腫瘍では、外表や内腔へ隆起し、ポリープ状または乳頭状に増殖することが多い（外向性発育）。
◆悪性腫瘍では出血や壊死を伴うことがある。

　皮膚や胃の内腔に隆起した腫瘍が崩壊して、クレーター状の潰瘍を形成する。また、腫瘍の内部が壊死に陥り、泥状の壊死物と出血など液体になると嚢胞状になる。

［組織学的形態］

◆腫瘍は腫瘍実質（腫瘍細胞とその産生物）と腫瘍間質（線維性結合織と栄養血管）からなり、間質組織は腫瘍細胞が増殖因子を出して誘導している。

　間質成分が多いがんは硬く、乳腺の硬がんが代表的。一方、間質成分がほとんどなく腫瘍細胞がぎっしりと増殖するがん腫は柔らかく、甲状腺の髄様がんが代表的である。

◆腫瘍細胞は発生母組織と似ており、良性腫瘍では類似性が高い。悪性腫瘍では類似する程度を分化度で表し、高分化、中分化、低分化に分ける（図 6.3）。

　一般的に分化度が低いほど、予後不良。

◆腫瘍細胞が、発生起源の細胞に比べて①細胞密度が高い、②細胞に大小不同や配列の乱れが目立つ、③核が大きく核小体が目立つときに、異型性があるといい、腫瘍の良・悪を判断する指標となる（p.49 参照）。

　一般に良性腫瘍では異型性はなく、悪性腫瘍では悪性度が強いほど低分化で異型性は強く、予後不良（図 6.4）。

> **メモ　なぜ、分類が重要？**
>
> 　治療方針と生命予後が異なることからである。良性と悪性の分類が最も重要で、良性腫瘍でも取り残しがあると再発しやすい腫瘍がある。悪性腫瘍では種類によって化学療法が効くもの、放射線療法が効果的なもの、はじめから手術をするものと治療方針が異なる。また、細胞異型度や分化度で生命予後が違ってくる。

図6.2 腫瘍の肉眼形態

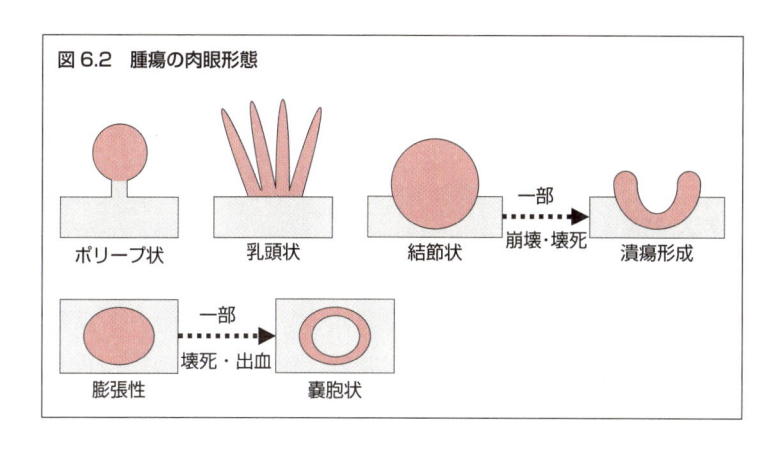

ポリープ状　乳頭状　結節状　─一部崩壊・壊死→　潰瘍形成

膨張性　─一部壊死・出血→　嚢胞状

図6.3 腫瘍の分化度（腺がん）

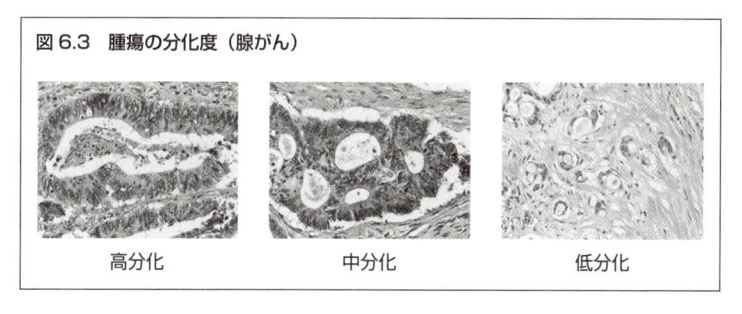

高分化　中分化　低分化

図6.4 細胞の異型性

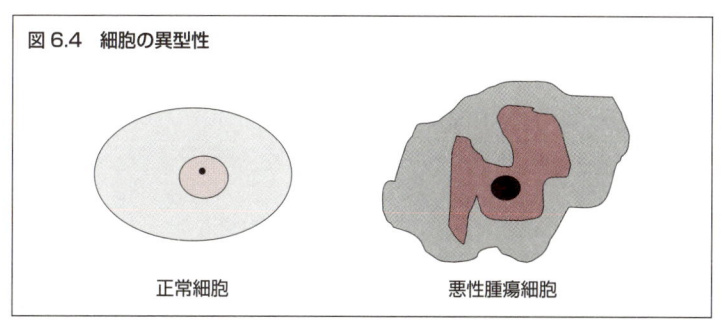

正常細胞　悪性腫瘍細胞

2．腫瘍の形態

❸ がんの発生と進展・転移

［がんの発生と進展］

◆前がん病変（表 6.3）

がんに先行する軽い異形成の病変で、時間とともに異型性を増して、その一部はがんになる病変をいう（図 6.5）。HPVなどの発がんウイルス感染や、タバコなどの化学物質による慢性炎症が背景にあることが多い。

例：子宮頚部異形成、気管支上皮異形成、口腔粘膜白斑症など。

肝硬変症はその原因にかかわらず、肝細胞がんの発生しやすい病態である。肝硬変の偽小葉には異型性や異形成はないので、この場合は前がん状態といえる（図 6.6）。

◆腫瘍の外因（表 6.4 参照）

◆多段階発がん説（図 6.7）

現在の発がん説の主流で、正常細胞にあるがん抑制遺伝子やがん遺伝子に段階的に変異が発生し、形質転換を経て腫瘍性を獲得し、発がんする過程をいう。遺伝子変異が積み重なることで、軽い異形成から、より高度の異形成へと進み初期のがんになる。浸潤性の増殖をすると進行したがんへと進展していく。

表 6.3 前がん病変・変化と悪性腫瘍

前がん病変	悪性腫瘍	前がん変化	悪性腫瘍
気管支上皮異形成	肺がん	慢性胃炎	胃がん
口腔粘膜白斑症	扁平上皮がん	肝硬変	肝がん
子宮頚部異形成	子宮頚部がん	火傷瘢痕	皮膚がん
家族性大腸ポリポーシス	大腸がん		

表 6.4 腫瘍の外因

ウイルス・細菌	悪性腫瘍	化学・物理物質	悪性腫瘍
ヒトパピローマウイルス	子宮頚部がん	アスベスト	肺がん、悪性中皮腫
B型、C型肝炎ウイルス	肝がん	放射線	白血病、甲状腺がん
ヒトT細胞白血病ウイルス	成人T細胞白血病	紫外線	皮膚がん
EBウイルス	バーキットリンパ腫、上咽頭がん		
ヘリコバクター・ピロリ菌	胃がん、MALTリンパ腫		

図 6.5　前がん病変からのがん発生と浸潤（子宮頸部異形成とがん）

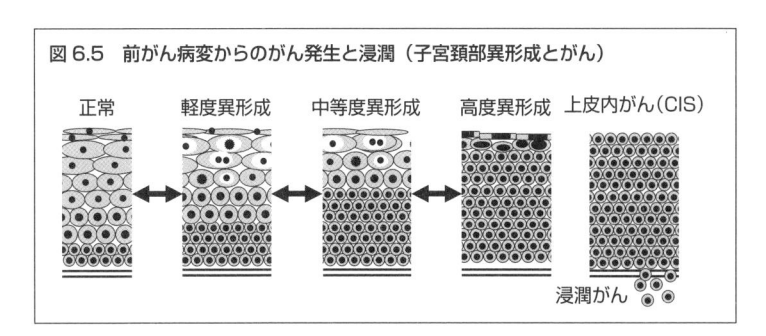

正常　　軽度異形成　　中等度異形成　　高度異形成　　上皮内がん(CIS)

浸潤がん

図 6.6　前がん状態（肝硬変からの肝がん）

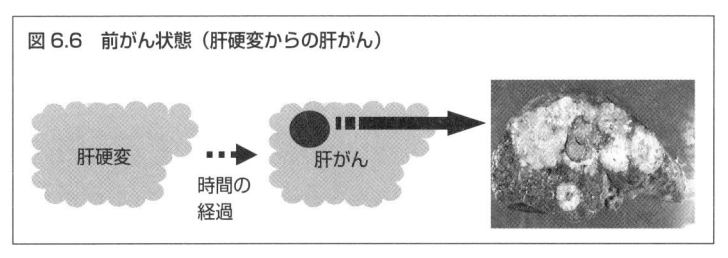

肝硬変　　時間の経過　　肝がん

図 6.7　結腸がんの多段階発がん説

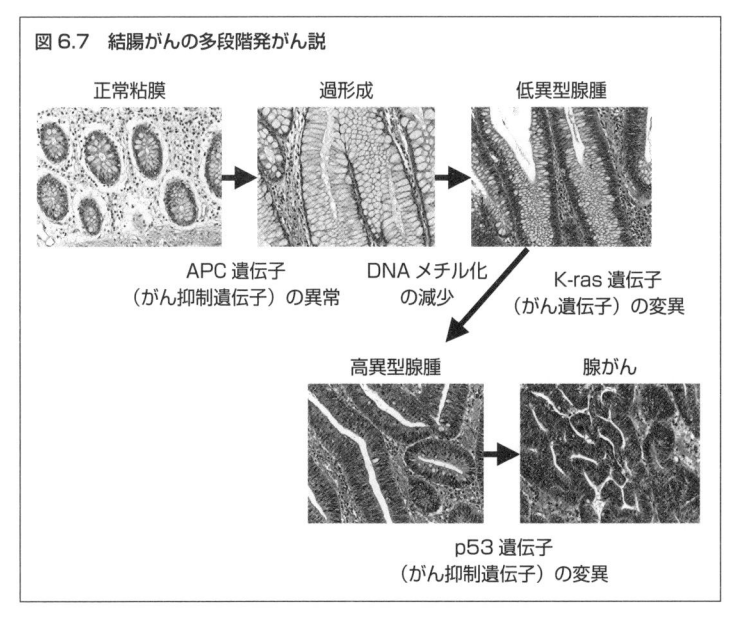

正常粘膜　　過形成　　低異型腺腫

APC 遺伝子　　　DNA メチル化　　K-ras 遺伝子
（がん抑制遺伝子）の異常　　の減少　　（がん遺伝子）の変異

高異型腺腫　　腺がん

p53 遺伝子
（がん抑制遺伝子）の変異

3．がんの発生と進展・転移

◆**がん遺伝子とがん抑制遺伝子**

さまざまな発がん物質や発がんウイルスが、正常細胞内にあるがん抑制遺伝子やがん遺伝子を傷つけることで突然変異が生じる。がん抑制遺伝子の働きが抑制、あるいはがん遺伝子の働きが活性化されるために、変異細胞が死滅（アポトーシス）して排除されず、異常な細胞増殖がはじまり、がん腫となる。

◆**がんの進展**（図6.8）

まず正常上皮内の一部にがんが発生する（上皮内がん）、上皮の基底膜を破壊して間質に軽い浸潤が始まり（早期がん）、時間とともに深く広く周囲組織を圧迫破壊、あるいは浸み込むように浸潤する（進行がん）。

［がんの転移］

◆**転移**

がん細胞が原発巣（発生場所）から離れて別の部位に病巣を作ることをいう。悪性腫瘍の最も重要な特徴である。

◆**血行性、リンパ行性、播種性（胸腔内や腹腔内）が主な経路である。**

[血行性転移]：がん腫・肉腫ともに多い。四肢の肉腫や子宮がん、腎臓がんは大循環系の静脈血が心臓へ還流して肺転移を生じる。消化管がん（胃がんや大腸がん）は、門脈を経由して肝臓転移を生じる。

[リンパ行性転移]：がん腫で多い。まず原発巣近傍にある所属リンパ節に転移し、次々と遠方のリンパ節へ広がる。リンパ管は最終的には左右の静脈角（鎖骨下静脈と頚静脈の合流点）で静脈へ注いでいるので血行性にも転移する。乳がんの所属リンパ節は腋窩リンパ節である。

[播種性転移]：がんが原発臓器の表面にある漿膜や腫瘍被膜を破って、体腔内に播き散らされた状態である。胸膜播種（がん性胸膜炎）や心外膜播種（がん性心外膜炎）は肺がんや乳がんで多く、腹膜播種（がん性腹膜炎）は胃がんや卵巣がんに多い。それぞれ、胸水、心嚢水、腹水を伴うことがある。

[特殊な転移]：

・消化器がんの左鎖骨上リンパ節転移　　― ウィルヒョウ・リンパ節転移
・ダグラス窩や膀胱直腸窩への播種結節　― シュニッツラー転移
・胃の印環細胞がんの両側卵巣転移　　　― クルーケンベルグ腫瘍

図6.8 がんの進展

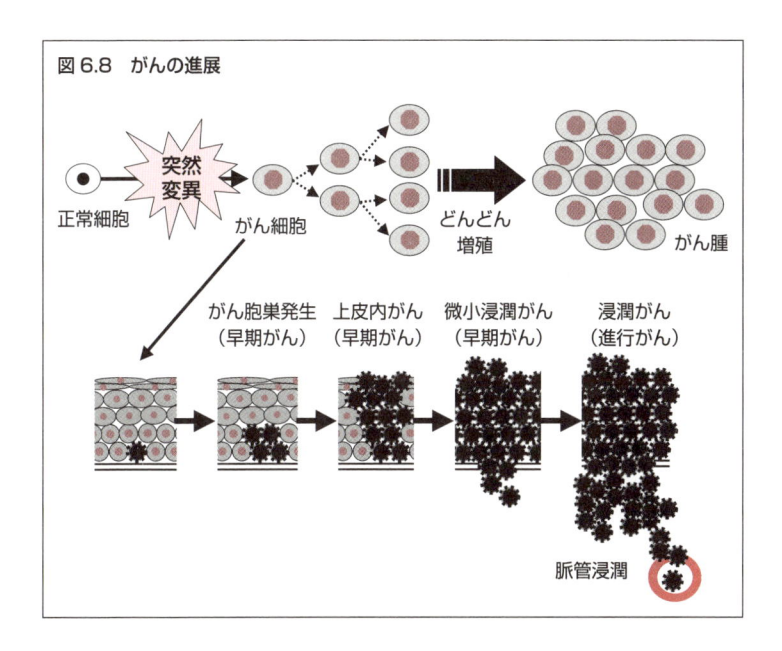

正常細胞 → 突然変異 → がん細胞 → どんどん増殖 → がん腫

がん胞巣発生（早期がん） → 上皮内がん（早期がん） → 微小浸潤がん（早期がん） → 浸潤がん（進行がん）

脈管浸潤

> **メモ 異型性（atypia）と異形成（dysplasia）**
> しばしば混同されるが、「異型」とは"正常な状態からのかけ離れ具合"をいう。その程度を異型度（異型性）と呼び、病態の性状の指標である。異型性にはその腫瘍が良性であるか、悪性であるかの質的な意味はない。一方「異形成」とは、上皮内がんと診断できない程度の異型性を示す"上皮内腫瘍"をいい、前がん病変または良性と悪性の境界病変のことである。

❹ 腫瘍と宿主の関係と診断・治療

[腫瘍が宿主に及ぼす影響]

◆悪液質
悪性腫瘍の進展に伴い、宿主から食欲や栄養を奪い、るいそう、脱力、貧血により全身衰弱となった末期がん患者の状態をいう。

◆腫瘍随伴症候群：腫瘍から産生された物質により引き起こされる全身症状。

[ホルモン産生内分泌腫瘍（機能性腫瘍）]：下垂体・副腎腫瘍に多い。

　　下垂体腫瘍 ― GH（巨人症、末端肥大症）、ACTH（クッシング症候群）

　　副腎皮質腺腫 ― アルドステロン（高血圧）、コルチゾール（クッシング症候群）

　　肺小細胞がん ― 異所性ACTH産生腫瘍（クッシング症候群）

[宿主の腫瘍に対する反応]

◆生体防御機構
ある種の腫瘍細胞は異物として認識され、ナチュラルキラー（NK）細胞とマクロファージを主役とした細胞性免疫が、破壊・排除しようとする。

◆ホルモン依存性腫瘍：宿主の性ホルモンにより成長が促進される腫瘍

　　エストロゲン（女性ホルモン） ― 乳がん、子宮内膜がん

　　アンドロゲン（男性ホルモン） ― 前立腺がん

[がんの診断と治療]

◆がんの診断
がんの示す臨床症状や診察を基本に、血液検査（**表6.5**）、画像診断、内視鏡検査、病理細胞および組織診断、そして病理解剖などで行われる。

◆がんの治療
まず外科切除が原則で、腫瘍の広がりによって術後に化学療法や放射線治療を追加する。化学療法や放射線治療で腫瘍を小さくし、その後に外科切除することもある。食道がんや子宮頸部がん、喉頭がんには、放射線照射が有効である。肺の小細胞がんや転移を起こしているがん、全身に広がる白血病では化学療法が第一選択となる。補助療法としてホルモン療法（乳がん、前立腺がん）

や免疫療法、近年、分子標的療法（肺がん、乳がん、胃がん、大腸がん）が行われている。

表6.5 がんの診断—腫瘍マーカー

腫瘍マーカー	腫瘍
がん胎児性抗原（CEA）	膵臓がん
CA19-9	膵臓がん、胆道がん、大腸がん
CA125	漿液性卵巣腫瘍、悪性中皮腫
αフェトプロテイン（AFP）	肝細胞がん
ヒト絨毛性ゴナドトロピン（hCG）	絨毛がん
前立腺特異抗原（PSA）	前立腺がん
GRP（ガストリン放出ペプチド）	肺小細胞がん

❺ がんの疫学

悪性新生物（がん）は日本人の死因のトップである。総死亡数の30％以上（約3人に1人）が、がんで死亡している。

死亡数は男性では肺がん、胃がん、大腸がん、肝がん、女性では大腸がん、肺がん、胃がん、膵がんの順に多い。近年は女性に膵がんと乳がん死が増加している。罹患数は男性では**前立腺がん**が、女性では**乳がん**が増加している（**図6.9**）。

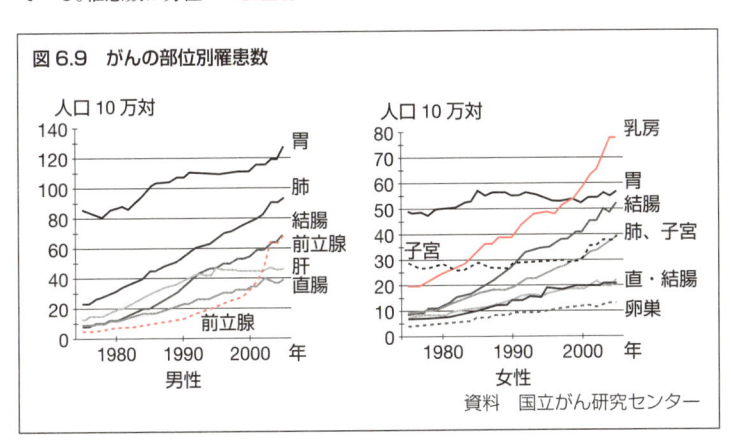

図6.9 がんの部位別罹患数

資料 国立がん研究センター

CHAPTER 7 先天異常・奇形

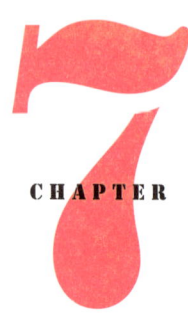

先天異常には遺伝子・染色体の異常による場合と、胎生期に母体が受ける環境因子や母体が罹患する原疾患などによって生じる場合がある。心・泌尿器・消化管奇形など、先天奇形のほとんどは原因不明。

❶ 先天異常の原因

［遺伝子の異常による先天異常］

◆常染色体優性遺伝病

［マルファン症候群］：長身で長い四肢とクモ状の長い指が特徴である。水晶体亜脱臼による近視や大動脈解離を合併する。

［家族性高コレステロール血症］：脂質の沈着により皮膚やまぶたに黄色斑が生じ、幼少期から動脈硬化が進行して、若年性の心筋梗塞や脳梗塞を発症する。

［家族性大腸ポリポーシス］：大腸に無数に腺腫が発生し、一部の腺腫に悪性転化が生じ、40歳までにほぼ全例にがんが発症する（p.74参照）。

◆常染色体劣性遺伝病：酵素欠損による代謝異常が多い

［フェニルケトン尿症］：アミノ酸代謝異常で、血中フェニルアラニンの増加、精神発育遅延、赤毛を生じる。

［糖原病（グリコーゲン蓄積症）］：グリコーゲン代謝異常で、肝臓、筋肉、心臓にグリコーゲンが蓄積する。

◆X連鎖劣性遺伝病：男子にのみ発症する

血友病Aは血液凝固第Ⅷ因子欠乏、血友病Bは第Ⅸ因子欠乏である。幼児期より皮下出血や関節内出血を繰り返し、癒着のため関節拘縮を引き起こす。

［染色体の数の異常による先天異常］

◆常染色体の異常

ダウン症候群は21番染色体のトリソミーで、分娩1,000回に1回の頻度で起こり、母親の年齢が高くなると共に高率になる。精神発育遅延、平坦な鼻根、

つりあがった眼、猿線を特徴とする。心房中隔欠損を合併する。
◆性染色体の異常
[ターナー症候群]：性染色体が1本で（45、XO）、生殖器は**女性型**で発育不全を示す。低身長、翼状頚、外反肘が3徴候。原発性無月経の原因として多い。
[クラインフェルター症候群]：性染色体が1本多く（47、XXY）、生殖器は**男性型**であるが、精巣の形成不全により精子ができず、男性不妊となる。

[環境因子による先天異常]

◆**物理的因子**：放射線により小頭症、小眼症、精神発育遅延が生じる。
◆**化学的因子**：サリドマイド剤ではアザラシ肢、アルコールにより小頭症、顔面形成異常、成長障害を引き起こす。
◆**生物学的因子**：風疹ウイルス感染は特に先天性風疹症候群と呼ばれ白内障、難聴、心奇形を合併する。トキソプラズマや単純ヘルペスでは小頭症となる。

[遺伝子要因と環境要因による先天異常]

無脳児、心臓・血管の奇形、唇裂、口蓋裂、幽門狭窄は単一の因子でなく、さまざまな因子が関与している。

表7.1 奇形の発生様式

発生異常	病態	疾患
胎児の分離異常	一卵性双生児の不完全分離	結合体（シャムの双生児など）…身体の一部が癒合または共有
臓器形成の異常	**病態**	**疾患**
①無発生(無形成)	臓器の発生不全	片側腎の無形成、無脳児
②閉鎖症	管腔器官の発達不全	食道閉鎖、胆道閉鎖、尿道閉鎖
③低形成	正常大まで発育しない	臼蓋形成不全（先天的股関節脱臼）
④異所性(転移性)	本来の場所にない	内臓逆位、異所性膵、メッケル憩室、遊走腎
成長と形態形成の複合異常……多要因による欠損		
①神経管欠損	無脳症、水頭症、二分脊椎	
②性分化異常	女性半陰陽（XX）…………外生殖器の異常分化 男性仮性半陰陽（XY）……外生殖器は女性型	
③口唇裂・口蓋裂	13トリソミーに合併する 葉酸拮抗剤、抗痙攣剤が関与	

❷ 主な先天異常（奇形）

◆臓器・組織の成り立ちに異常が生じ、生下時に外表に構造上の異常を伴う病気の総称を奇形という（図7.1）。

[結合体]：一卵性双生児に生じ、下半身を共有するシャムの双生児など。

[胎児水腫]：全身に高度の浮腫を伴う。母児間血液型不適合の時に起こる。

[無脳児、二分脊椎]：神経管の閉鎖不全。

[口唇裂、口蓋裂]：てんかんに対する抗痙攣薬で頻度が増加する。

[食道閉鎖と食道気管瘻]：食道閉鎖はミルクを吐く。食道気管瘻は誤嚥性肺炎を起こす。

[ヒルシュスプルング病（先天性巨大結腸症）]：腸管の神経節細胞欠損のため、蠕動運動が起こらず、便秘と著明な腹部膨満をきたす。

[腎奇形]：左右の腎が馬蹄形を示す馬蹄腎や、腎実質に多数の囊胞ができる囊胞腎がある。成人型多発性囊胞腎は常染色体優性遺伝病である（p.115）。

> **メモ 妊娠と奇形**
>
> さまざまな常染色体異常が出生児の3〜5％に存在する。環境因子が奇形の原因となるのは、身体の基本部分ができ上がる胎生12週（妊娠初期）までで、特に3〜8週の期間に生じると奇形は重篤である。

図7.1 さまざまな奇形

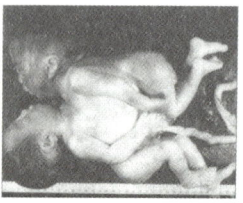

胸・胸接合体（1つの心臓を共有）

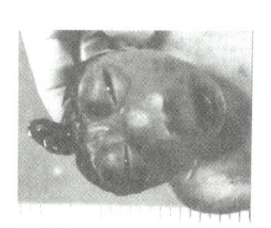

無脳児

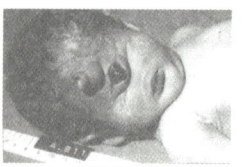

単眼症（象鼻を認める）

『栄養科学シリーズNEXT 病理学』早川欽哉・藤井雅彦編，2.病因，塩田敬著，p.12〜13，講談社，1999年より転載

各論

CHAPTER

8 循環器の疾患

9 消化器の疾患 -1（消化管）

10 消化器の疾患 -2（肝臓、胆管系、膵臓）

11 呼吸器の疾患

12 血液・造血器の疾患

13 内分泌器官の疾患

14 神経系の疾患

15 腎臓の疾患

16 生殖器および乳腺の疾患

17 運動器の疾患

18 感覚器の疾患

CHAPTER 8 循環器の疾患

心臓（図 8.1）は毎分 5 L の血液を全身に送り出す作用をしていて、そのエネルギーは冠状動脈から得て、正確な収縮のリズムは刺激伝導系によって保たれている。

❶ 先天性心疾患

先天性心疾患は、程度によるが、新生児の約 5％にみられる。動脈血と静脈血が混ざる**チアノーゼ群**と、そうでない**非チアノーゼ群**、さらに、成長過程で生じる**遅発性チアノーゼ群**に分かれる。

◆**チアノーゼ群**：皮膚や粘膜が黒っぽくなる

[**ファローの四徴症**]：①**心室中隔欠損**、②**大動脈騎乗**（右方転位）、③**肺動脈弁口狭窄**および④**右心室肥大**の 4 つを合併した高度の心奇形である（**図 8.2**）。

[**大血管転位**]：**右心室**から大動脈が、**左心室**から肺動脈が出る心奇形。

◆**非チアノーゼ群**

[**大動脈狭窄**]：先天的に大動脈弓部が狭窄する。成人型と小児型がある。

[**右心症**]：心臓が右胸にあるもので、全身の臓器の左右逆転の部分症として見られることがある。

◆**遅発性チアノーゼ群**：生後徐々に黒くなる

心室中隔欠損、心房中隔欠損、動脈管（ボタロー管）開存などがある。

> **メモ 川崎病（皮膚粘膜リンパ節症候群）**
>
> 1967 年に川崎富作博士が提唱した全身の血管炎を主体とした原因不明の系統的疾患で、4 歳以下の小児に生ずる。心臓では冠動脈の数珠状動脈瘤が見られ、皮膚の発疹、口腔粘膜の発赤、リンパ節腫脹などを呈する。時に突然死を招く。近年ではステロイドやアスピリンなどの有効性が認められ、死亡率は低下している。自己免疫疾患といわれている。

図 8.1 心臓の構造

- 上行大静脈
- 全身から
- 全身へ
- 全身から
- 全身へ
- 大動脈（弓部）
- 肺動脈
- 肺へ
- 肺静脈
- 肺から
- 右心房
- 左心房
- 下行大静脈
- 左心室
- 右心室
- 全身から

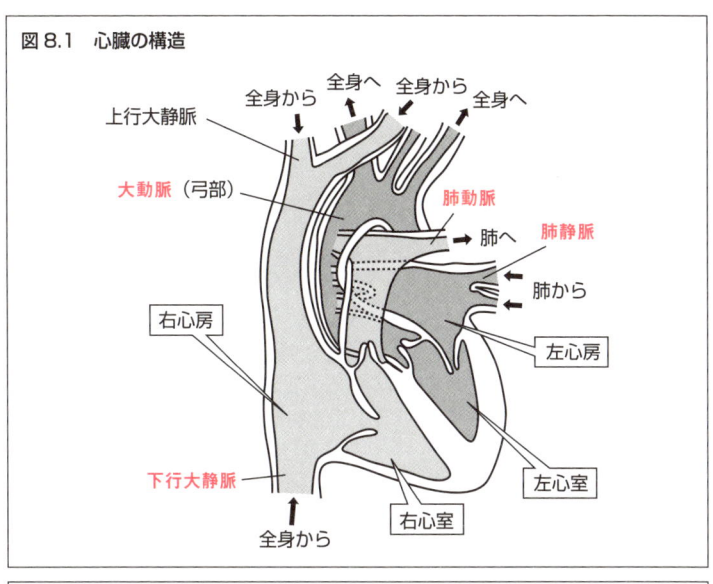

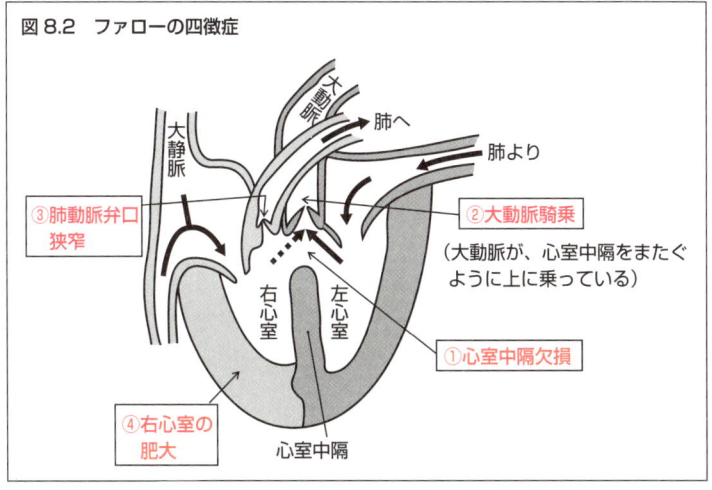

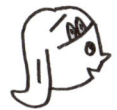

図 8.2 ファローの四徴症

- 大静脈
- 大動脈
- 肺へ
- 肺より
- ③肺動脈弁口狭窄
- ②大動脈騎乗（大動脈が、心室中隔をまたぐように上に乗っている）
- 右心室
- 左心室
- ①心室中隔欠損
- ④右心室の肥大
- 心室中隔

チアノーゼとは？
動脈血に静脈血が混ざるため、口唇や皮膚が黒っぽくなる

1. 先天性心疾患

② 冠循環障害と心筋の疾患

◆狭心症：胸が締め付けられるような痛み。2、3分で回復
　冠状動脈硬化などで、一時的な血栓形成や攣縮を生じて心筋が虚血に陥り、急激な胸痛をきたす。形態学的な心筋の所見は残さない。

◆心筋梗塞：不可逆的な心筋の壊死
　冠動脈硬化、血栓などで心筋への血液の供給が妨げられ、支配下の心筋の急激な壊死を生じ、高率に急死を招く（**図8.3**）。生存例では心筋の凝固壊死から肉芽形成、線維化を残し、心筋の機能低下を伴う。

◆心筋症（図8.4）：心臓が大きくなる。大半は原因不明
　心室が拡張する場合（拡張型心筋症）と心筋が肥厚するタイプ（肥大型心筋症）がある。

①拡張型（うっ血型）心筋症：左室の収縮障害により、高度の心室拡張をきたし、うっ血性心不全に陥る。心筋の萎縮と膠原線維の増生をみる。

②肥大型心筋症：左室壁が異常に肥厚し、血液の流入が妨げられ、左房が拡張する。高度になると心移植の対象になる。家族性に出ることがある。組織学的には、心筋細胞の肥大と錯綜配列がみられる。

◆進行性筋ジストロフィー：心筋にも見られる
　進行性の全身の筋力低下がみられる遺伝性疾患で、Duchenne型（デュシェンヌ型）と呼ばれるタイプでは、骨格筋と同様に心筋細胞の萎縮、線維化がみられる。

> **メモ　スポーツ心**
> 　日常的に高度の運動を長期間行うと心肥大、心拡張、不整脈、頻脈、心電図異常などをきたすことがあり、スポーツ心と呼ばれる。これは生理的な労作性肥大の一種で、運動を長期間中止すると元に戻る。マラソン、サッカー、ラグビー、水泳などの選手によくみられる。

図 8.3 冠状動脈の走行とその分布領域

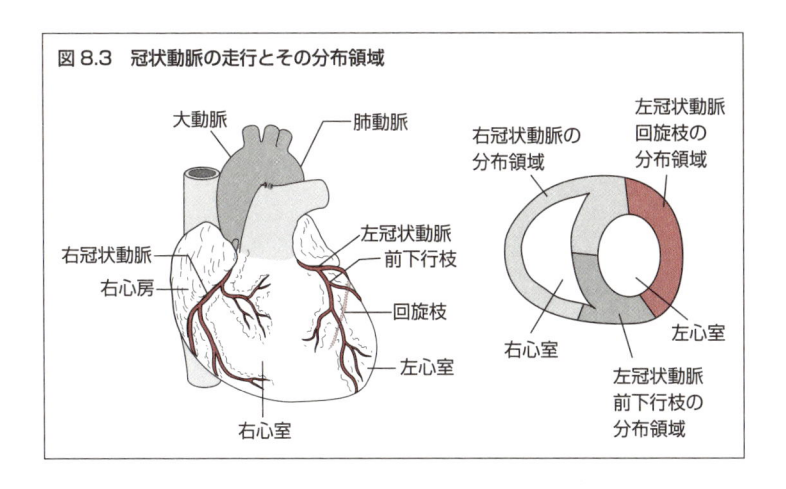

大動脈
肺動脈
右冠状動脈
右心房
左冠状動脈
前下行枝
回旋枝
左心室
右心室

右冠状動脈の分布領域
左冠状動脈回旋枝の分布領域
右心室
左心室
左冠状動脈前下行枝の分布領域

図 8.4 心筋症

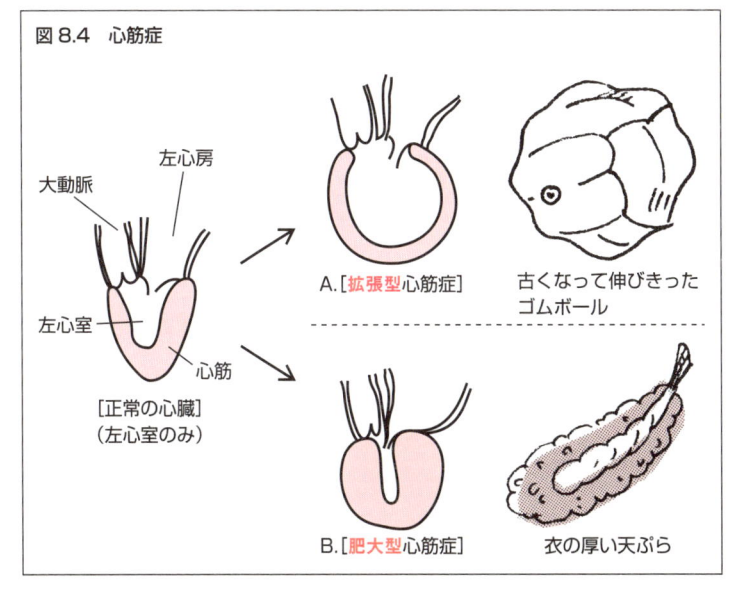

大動脈
左心房
左心室
心筋
[正常の心臓]
（左心室のみ）

A. [拡張型心筋症]
古くなって伸びきったゴムボール

B. [肥大型心筋症]
衣の厚い天ぷら

2．冠循環障害と心筋の疾患

❸ 心膜と弁の疾患

◆リウマチ熱と心内膜炎：弁にイボができる

溶血性連鎖球菌感染によるリウマチ熱は、関節炎とともに僧帽弁をはじめとして大動脈弁や三尖弁に及んで、フィブリノイド変性や滲出性炎を起こして、血栓が付着してイボのようになる（疣贅性心内膜炎）（図8.5）。

◆心外膜炎：心臓に毛が生える？

心外膜炎の多くは、周囲の病変に伴って生じる二次的なものである。時に線維素の増生を示して絨毛状になり、心臓に毛が生えたように見られる（絨毛心）。

◆弁の疾患

リウマチや他の感染症、先天異常などで弁の機能に支障が生じ、閉鎖不全、狭窄、逆流などの病変が見られる。

◆心嚢の疾患：水や血液が溜まる

うっ血性心不全やがん性心外膜炎などで心嚢に水が貯留したり、急性心筋梗塞などで心壁が穿孔し、血液が貯留して心嚢内に充満し心機能障害をきたすことを心タンポナーデと呼ぶ（図8.6）。

> **メモ　心臓の腫瘍**
>
> 心臓原発の腫瘍は極めてまれで、心房内にポリープ状に増殖する良性の粘液腫がある。心臓は常時動いていることが、原発腫瘍が少ない一因とも考えられる。

図 8.5　リウマチ性心内膜炎

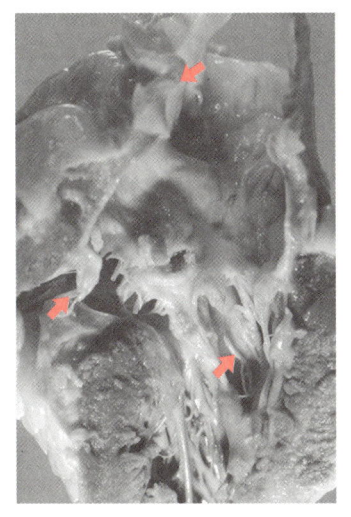

▶イボ状の心内膜の肥厚。

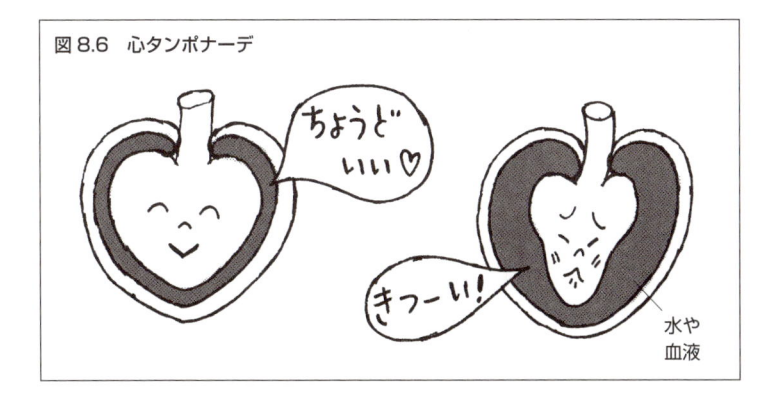

図 8.6　心タンポナーデ

ちょうどいい♡

きつーい！

水や血液

3．心膜と弁の疾患

❹ 血管の病変

◆動脈硬化症（図 8.7）：動脈壁が硬くなる

加齢、高血圧、高脂血症、肥満、喫煙などで動脈壁が肥厚、硬くなる現象で、高度になると粥状(じゅくじょう)硬化症と呼ばれ、壊死、潰瘍形成、石灰化を生じて血栓を形成、他の場所へ飛んで、脳梗塞や心筋梗塞をきたす。

◆動脈瘤：動脈の一部が拡張して瘤状になる

[大動脈瘤]：動脈硬化性の場合と、梅毒などの炎症によるものがあり、時に破裂して死を招く。

[脳動脈瘤]：脳底動脈に多くみられ、米粒大の動脈瘤が連珠状に生じる。高血圧に伴うことが多く、時にくも膜下出血をきたす。

[解離性動脈瘤（図 8.8）]：内膜と中膜、または中膜と外膜の間に血液が入り込んで剥離、動脈瘤を作る。大動脈の粥状硬化症に伴うことが多い。

◆静脈瘤：静脈が拡張する

炎症や還流障害で静脈壁が変性、拡張するもので、下腿に多く見られる。肝硬変による門脈圧亢進では、食道静脈瘤や腹壁の静脈の怒張（メズサの頭）を生じる。

◆血管の炎症性疾患：血管炎

膠原病は必ず血管炎を伴う。その代表が多発性結節性動脈周囲炎で、中小動脈にフィブリノイド壊死や肉芽よりなる連珠状結節を生じる。

特殊なものとして、梅毒性大動脈炎、脈なし病、ビュルゲル病（バージャー病）がある。

◆脈管の腫瘍

良性腫瘍として血管腫（毛細管血管腫、海綿状血管腫、蔓状血管腫など）、リンパ管腫があり、消化管、肝臓、骨、脳などに出現する。

まれに悪性腫瘍として軟部に血管肉腫がみられる。また免疫不全、特に AIDS の合併症として、毛細血管性のカポジ肉腫が皮膚に生じる。

図 8.7　大動脈硬化症

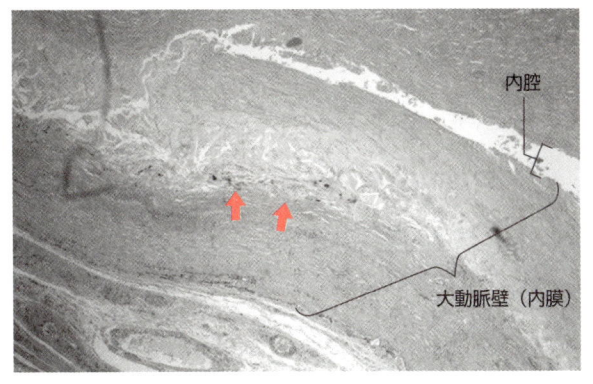

内腔

大動脈壁（内膜）

▶コレステロールの沈着（↑）を一部伴って、粥腫を形成している

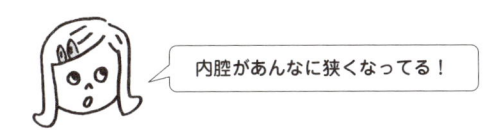

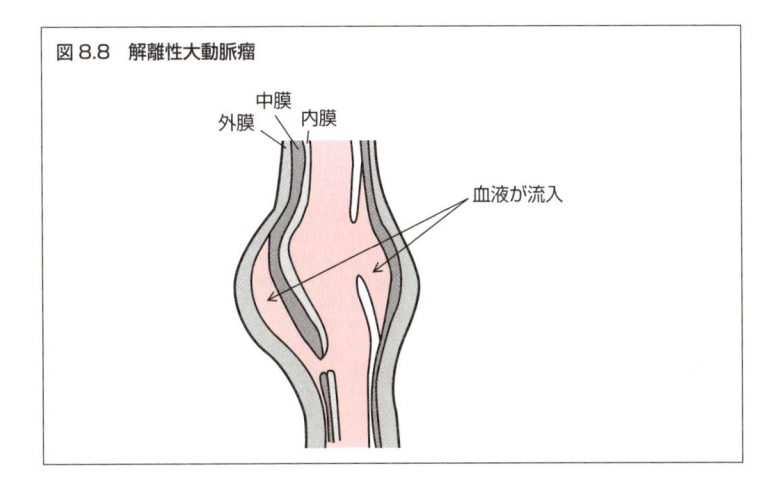

内腔があんなに狭くなってる！

図 8.8　解離性大動脈瘤

中膜
外膜　内膜

血液が流入

4．血管の病変

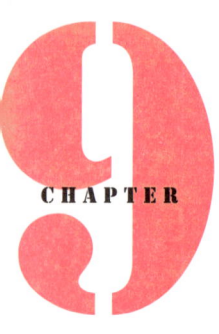

CHAPTER 9 消化器の疾患-1
（消化管）

消化器がんは男女ともにがん死因の上位を占める。日本人に多い胃のピロリ菌感染が慢性胃炎や消化性潰瘍、リンパ腫、がんの発生にかかわっている。がんの多段階発がん過程が大腸腺腫の研究からわかってきた。

❶ 口腔と唾液腺の疾患

［口腔］

◆う歯
むし歯のこと。ミュータンス菌などの間接・直接作用により、エナメル質や象牙質などが分解されて歯が破壊される（う蝕）。

◆歯周疾患
辺縁性歯周炎は歯槽膿漏といわれ、歯石、食物片、歯列不正などが原因となる。歯肉炎の進行により歯根の破壊、歯槽骨の吸収を引き起こす。

◆アフタ性口内炎
痛みを伴う小潰瘍を形成する。大部分は原因不明であるが、ベーチェット病の初発症状のことがある。

◆白板症
喫煙、アルコール、義歯の刺激によって、口腔粘膜（扁平上皮）の著明な角化と肥厚が認められる。前がん病変として注意が必要。

◆腫瘍
歯原性腫瘍にはエナメル上皮腫、セメント腫、歯牙腫がある（図9.1）。ほとんどの悪性腫瘍は舌や歯肉に発生する扁平上皮がんである。

［唾液腺：耳下腺、顎下腺、舌下腺］

◆唾液腺炎
［流行性耳下腺炎］：痛みを伴い急速に腫脹し「おたふく風邪」と呼ばれる。ムンプス・ウイルス感染が原因で、両側の精巣炎を合併すると不妊症となる。

[**シェーグレン症候群**]：自己免疫性疾患で、唾液腺や涙腺にリンパ球が浸潤し破壊する。唾液や涙の分泌が減少し、口腔内や眼の乾燥をきたす。関節リウマチを合併することがある。

◆**唾液腺腫瘍**（図9.2）

　耳下腺や顎下腺の腫瘍で、多形性腺腫が最も多く、中高年女性に好発する。大部分が良性で、腺上皮や扁平上皮の上皮成分と筋や軟骨など間葉成分とからなる混合性腫瘍である。

図9.1　歯原性腫瘍

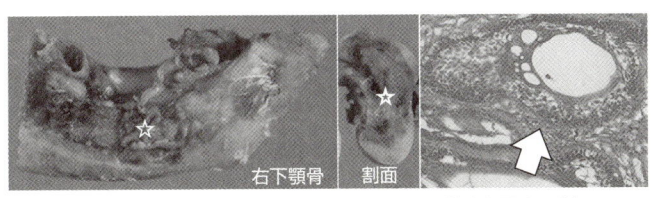

エナメル上皮腫（☆。嚢胞を形成するエナメル上皮の増殖を認める⇧）

図9.2　唾液腺腫瘍

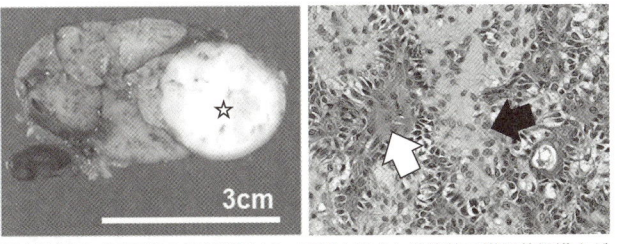

混合性腫瘍（耳下腺の多形腺腫☆）：扁平上皮⇧と線維軟骨様間葉組織⬆が混在して認められる。

1．口腔と唾液腺の疾患

❷ 食道と胃の疾患

［食道の疾患（図9.3）］

◆食道静脈瘤

肝硬変や慢性肝炎などで門脈圧が高くなると、心臓へ血液を還流させる側副血行路である下部食道の静脈が、"コブ状"に拡張し食道粘膜に静脈瘤を形成する。破裂すると大量出血を起こす。肝硬変の死因の1つである。

◆食道がん

ほとんどが扁平上皮がんで、中下部食道に好発する。進行がんでは、気管や動脈へ浸潤し、予後が悪い。高齢男性に多く、熱い飲食物やアルコール度数の高いお酒、喫煙が危険因子である。

［胃の疾患（図9.4）］

◆慢性胃炎

大部分がヘリコバクター・ピロリ菌（以下 H. ピロリ菌）の感染によって生じ、幽門部を中心に腸上皮化生をきたす萎縮性胃炎である。胃がんや胃 MALT リンパ腫の背景に多い胃炎である。その他に自己免疫性胃炎がある。

◆潰瘍

消化管の粘膜筋板より深い壁の欠損のことで、粘膜上皮のみの欠損はびらんという（図9.5）。好発部位は胃角と十二指腸球部で、あわせて消化性潰瘍と呼ぶ。病因因子は H. ピロリ菌、過酸症、鎮痛薬、喫煙、ストレスなど（図9.6）。
合併症は出血、貧血、穿孔、幽門輪狭窄である。

◆ポリープ

限局性隆起性病変の肉眼分類の総称で、Ⅰ～Ⅳ型に分類されている（図9.5）。非腫瘍性の過形成性ポリープから、腫瘍性の腺腫やがんまで、さまざまな病変を含む。

> **メモ** ヘリコバクター・ピロリ菌（ピロリ＝幽門）
>
> 1983年にオーストラリアの医師2人によって、胃潰瘍や慢性胃炎の原因菌として発見された。日本人の胃がん患者の大半で感染があり、その発生に関与しているとされ、除菌治療によって将来の罹患率低下が期待されている。

図9.3 食道疾患の肉眼所見

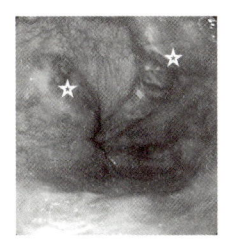

食道静脈瘤☆(内視鏡写真)

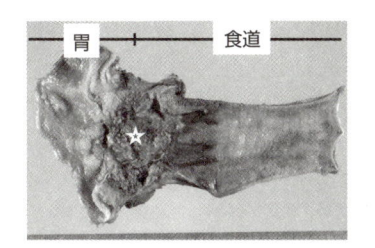

食道がん☆(下部食道)

図9.4 胃の疾患の肉眼所見と組織所見

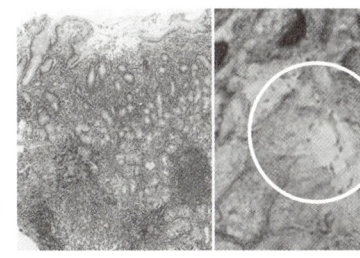

H. ピロリ菌(○)による慢性胃炎

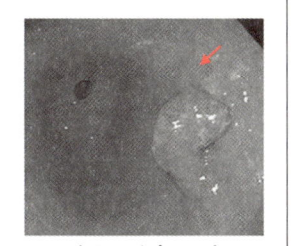

山田Ⅳ型ポリープ
(過形成ポリープ)

図9.5 胃潰瘍とポリープの分類

【胃潰瘍の分類】

粘膜上皮
粘膜筋板
粘膜下層
筋層
漿膜下層
漿膜

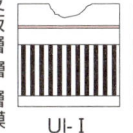

UI-Ⅰ (=びらん)　UI-Ⅱ　UI-Ⅲ　UI-Ⅳ　UI-Ⅳ(穿孔)

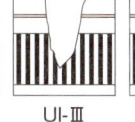

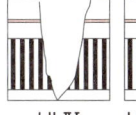

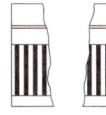

【胃・大腸ポリープの肉眼分類(山田の分類)】

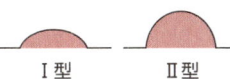

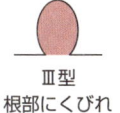

Ⅰ型 丘状　Ⅱ型 無茎、半球状　Ⅲ型 根部にくびれ　Ⅳ型 有茎

2．食道と胃の疾患

◆**胃がん**
- 日本では男女ともに発生率・死亡率が高い悪性腫瘍で、50歳以上に多い。
- 日本人の胃がんの9割は、H. ピロリ菌感染による慢性胃炎に発生している。
- 進行しても無症状のことが多い。がん腫からの慢性出血のため、**便潜血**や**黒色便**、**鉄欠乏性貧血**などをきっかけに発見されることが多い。
- 胃の**幽門部**に好発し、大部分が**腺がん**である。隣接する肝臓、膵臓、結腸、腹膜などに浸潤性に増殖し、早期にリンパ節や門脈血流にて**肝臓**へ転移する（図9.7）。
- 消化器がんの左鎖骨上リンパ節転移を、ウィルヒョウ・リンパ節転移と呼ぶ。

◆**胃がんの分類：予後の違いから胃壁浸潤度で2つに分ける（図9.8）。転移の有無は問わない。**

①**早期胃がん**：がんの浸潤が**粘膜下層**までにとどまる。5年生存率は粘膜内までで99％、粘膜下層で95％と予後が非常に良い。内視鏡分類でⅠ～Ⅲ型に分けられ、表在陥凹型（Ⅱc）が多い。内視鏡的粘膜切除術（EMR）や、内視鏡的粘膜下層剥離術（ESD、p.70）が治療の第一選択とされる機会が増えている。

②**進行がん**：**粘膜下層**より深く浸潤するがんをいう。5年生存率は40～50％である。**ボルマン分類**で1～4型に分けられ、さらに予後が異なる。潰瘍限局型の2型がんが多い（図9.9）。リンパ節や遠隔臓器に転移する。胃壁を破ると、腹腔内へ**播種しがん性腹膜炎**を起こし、肝臓や横行結腸など近隣臓器へも連続性に浸潤する。

［**ボルマン4型進行がん（図9.9）**］：低分化腺がんや**印環細胞がん**が多い。腫瘍や潰瘍を形成せず、胃壁内でしばしば線維増生を伴い、びまん性に浸潤増殖する。胃壁は肥厚硬化し蠕動運動が低下する。**硬がん**という。**若い女性**にも発症することがある。両側卵巣への転移巣は**クルーケンベルグ腫瘍**と言われる。

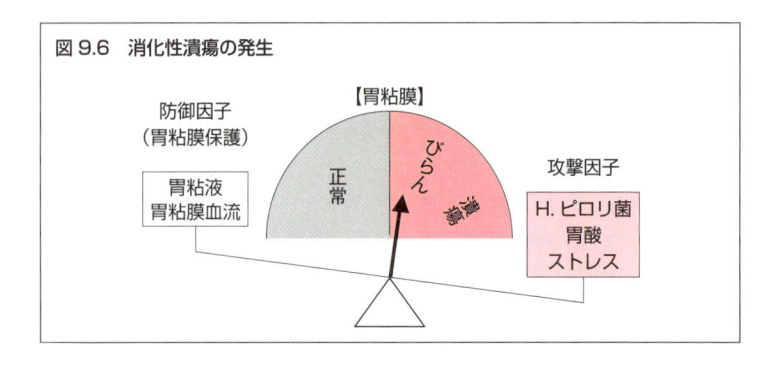

図9.6 消化性潰瘍の発生

【胃粘膜】

防御因子（胃粘膜保護）
- 胃粘液
- 胃粘膜血流

正常／びらん／潰瘍

攻撃因子
- H. ピロリ菌
- 胃酸
- ストレス

図9.7 胃がんの転移・播種

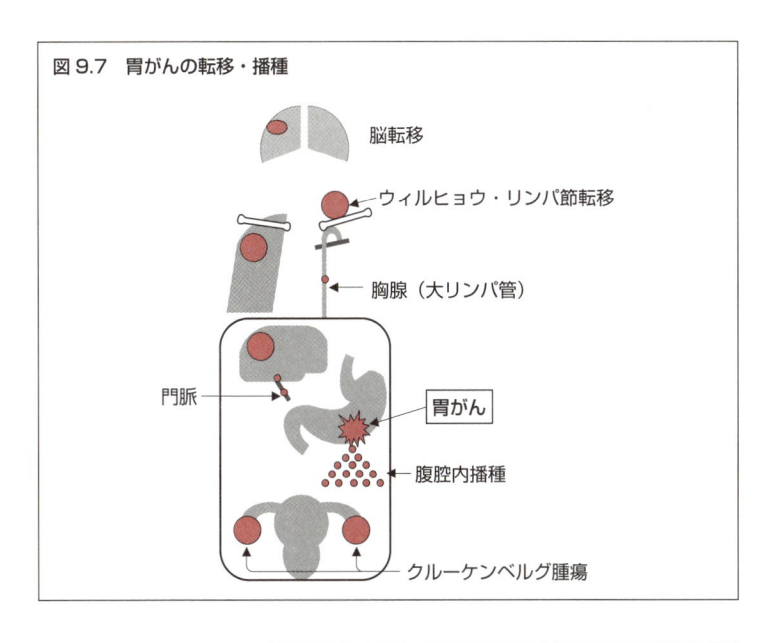

- 脳転移
- ウィルヒョウ・リンパ節転移
- 胸腺（大リンパ管）
- 門脈
- 胃がん
- 腹腔内播種
- クルーケンベルグ腫瘍

図9.8 胃がんの分類（胃癌取扱い規約第14版 改変）

①早期胃がんの分類

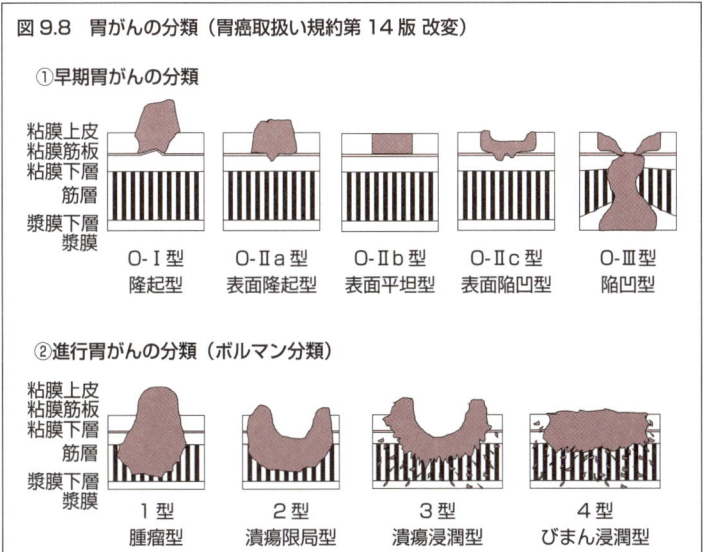

粘膜上皮
粘膜筋板
粘膜下層
筋層
漿膜下層
漿膜

| O-Ⅰ型 | O-Ⅱa型 | O-Ⅱb型 | O-Ⅱc型 | O-Ⅲ型 |
| 隆起型 | 表面隆起型 | 表面平坦型 | 表面陥凹型 | 陥凹型 |

②進行胃がんの分類（ボルマン分類）

粘膜上皮
粘膜筋板
粘膜下層
筋層
漿膜下層
漿膜

| 1型 | 2型 | 3型 | 4型 |
| 腫瘤型 | 潰瘍限局型 | 潰瘍浸潤型 | びまん浸潤型 |

2．食道と胃の疾患

図9.9 胃がんの肉眼像

【ボルマン2型進行がん】

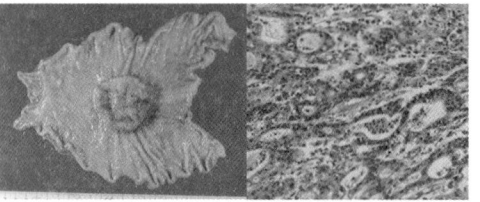

管状腺がんの組織像

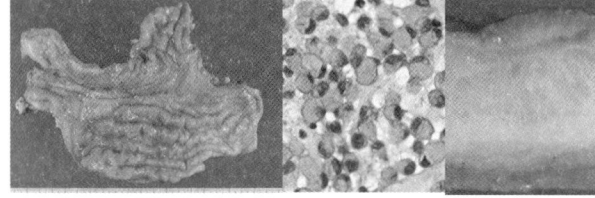

【ボルマン4型進行がん】

低分化腺がん
の組織像
（印環細胞がん）

胃壁のびまん性肥厚
（肉眼像）
（ベーコン様）

メモ 胃がんに対する分子標的治療

がんの増殖などにかかわる分子の機構が解明されるようになり、これらの分子を標的として壊し、がんの増殖を妨害する治療薬を、分子標的治療薬という。乳がんに使われている HER2（ヒト上皮成長因子受容体2）遺伝子に対する薬剤が最近、胃がんにも認可され、外科切除不能な進行がんあるいは再発がんの治療に使用されはじめた。

メモ 胃の内視鏡的粘膜下層剥離術（ESD）

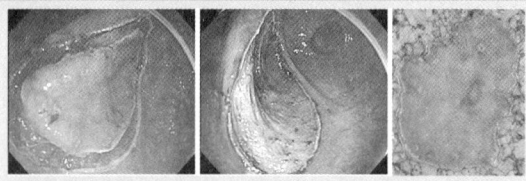

粘膜筋板までの 2～3 cm の早期がんに対して行われている。
左：がん周囲粘膜をメスで切り、粘膜下層をメスで剥離切除する。
中：粘膜下層をメスで剥離したあと。筋板が白く見える。（右：剥離された腫瘍部分。）

◆悪性リンパ腫

MALT リンパ腫は粘膜関連性のリンパ組織から発生し、**H. ピロリ菌**感染が関与している。一部の MALT リンパ腫は、H. ピロリ菌に対する抗生剤治療で消える（治癒）ことがある。

◆ GIST（胃腸管間質細胞腫瘍、消化管間葉性腫瘍）

胃壁の粘膜下の特殊な間質細胞から発生する紡錘型細胞腫瘍で、粘膜を下から持ち上げるように成長することから**粘膜下腫瘍**と呼ばれる。高悪性例では肝臓に転移する。

図 9.10 小腸の GIST

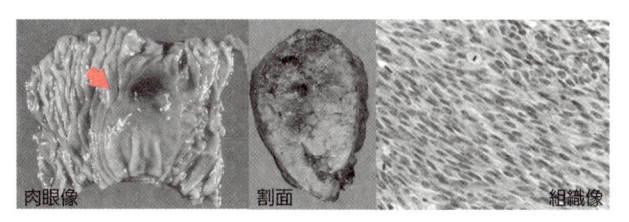

肉眼像　　割面　　組織像

粘膜下腫瘍として大きくなる。紡錘型細胞腫瘍である。

③ 腸の疾患

◆急性虫垂炎（図9.11 ①）
急性腹症の原因として最も多い。嘔気、激しい右下腹部痛、発熱、白血球増加などで急激に発症するが、幼児や高齢者と妊婦では、典型的な症状がそろわないことがある。カタル性→化膿性→壊死性の順で炎症が強くなり、重症である。穿孔して急性化膿性腹膜炎を発症すると治療が長期になり、腸管と腹膜に癒着が残ると、腸閉塞を繰り返すことがある。

◆虫垂の偽粘液腺がん（図9.11 ②）
粘液を大量に産生する、細胞異型度の低い腺がんで、貯留した粘液で虫垂全体が葉巻のように腫大する。腹腔内に破れると、腹膜偽粘液腫となり、完全に治療するのは難しい。

◆腸閉塞症（イレウス）（図9.12）
腸の内容物の通過が障害され、腹部膨隆、腹痛、嘔気を生じる。機械的イレウスには腸重積（小児に多い）や腸壁・鼠径ヘルニアの嵌頓、腸捻転など腸管の通過障害がある。機能的イレウスでは急性腹膜炎や急性膵炎時の蠕動運動麻痺により生じる。

◆ウイルス性腸炎
[ロタウイルス]：冬期に幼児の嘔吐・下痢症を生じ、白色水様下痢が特徴。
[ノロウイルス]：老人保健施設などで多発する下痢症の原因である。

◆炎症性腸疾患（（図9.13）原因不明だが、自己免疫機序が推定されている）
[クローン病]：回腸末端に好発する。大腸にも飛び石状に広がり、深い潰瘍を作る。腸管全層の炎症のため腸管が癒着し瘻孔を形成する。類上皮肉芽腫を形成する炎症である。

[潰瘍性大腸炎]：炎症が直腸から連続性に口側に広がり、粘膜下組織までに限局して増悪と寛解を繰り返す。好中球が浸潤する陰窩炎・陰窩膿瘍が特徴である。病変内にがんが発生することがある。

◆虚血性腸炎
腸間膜動脈の粥状硬化症による、腸管の慢性的な循環障害が原因。糖尿病や高血圧を有する高齢者に多い。腹痛と下血で、脾彎曲部の結腸に好発する。

図 9.11　虫垂疾患の肉眼像

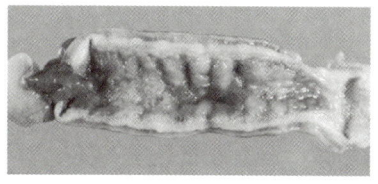

①急性虫垂炎（粘膜の炎症と壁の肥厚が認められる。）

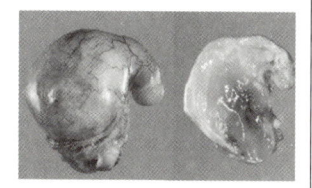

②虫垂の偽粘液腺がん（貯留した粘液で腫大している）

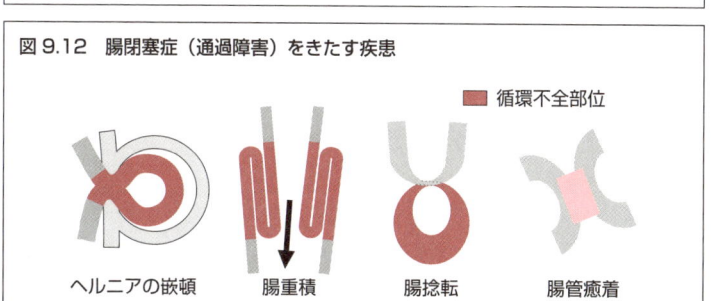

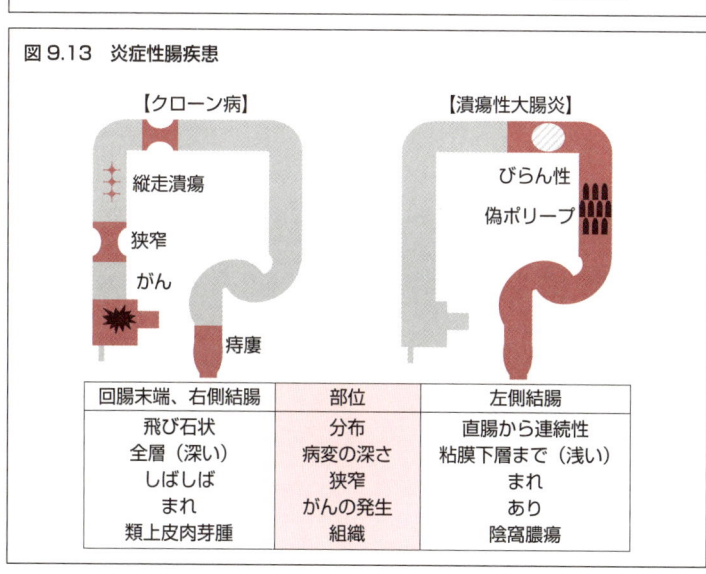

図 9.12　腸閉塞症（通過障害）をきたす疾患

■ 循環不全部位

ヘルニアの嵌頓　　腸重積　　腸捻転　　腸管癒着

図 9.13　炎症性腸疾患

【クローン病】
縦走潰瘍
狭窄
がん
痔瘻

【潰瘍性大腸炎】
びらん性
偽ポリープ

回腸末端、右側結腸	部位	左側結腸
飛び石状	分布	直腸から連続性
全層（深い）	病変の深さ	粘膜下層まで（浅い）
しばしば	狭窄	まれ
まれ	がんの発生	あり
類上皮肉芽腫	組織	陰窩膿瘍

3．腸の疾患

◆偽膜性腸炎（図9.14）

粘膜表面に壊死・滲出物が付着し隆起した膜を偽膜という。抗生剤投与による菌交代現象によって生じる。

◆大腸ポリープおよびポリポーシス（図9.15）

過形成性ポリープと腺腫性ポリープがあり、大部分は良性であるが、一部の腺腫は悪性変化を示す。常染色体優性遺伝の家族性大腸ポリポーシスでは、15歳以降から、大腸全長に無数の腺腫が形成され、絨毯のようになることがある。40歳までに腺腫の一部は確実にがん化する。

◆大腸がん（図9.16）

食生活の欧米化（高動物性脂肪、高蛋白、低繊維）に伴い、近年男女ともに増加している。がんの約2/3は直腸とS状結腸に発生し、出血（血便）、排便異常、鉄欠乏性貧血で発見されることが多い。大部分が腺がんで、そのほとんどは腺腫を前駆病変として腺がんが発生すると考えられている（多段階発がんモデルによる、腺腫のがん化説。p.46参照）。90%以上は進行がんで発見され、多くはボルマン2型がんである。所属リンパ節転移および、門脈血流にて肝臓へ転移する。

メモ 性感染症としてのアメーバ症

赤痢アメーバの経口感染によって起こり、イチゴゼリー状の粘液血便の下痢を特徴とする感染症である。熱帯地方に流行しているが、近年、同性愛者の間で性感染症（STD）として広まっている。

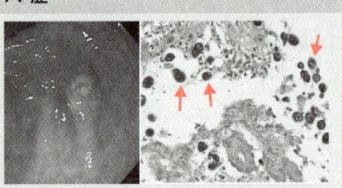

（左：大腸内視鏡でびらんを認める。右：粘膜表面に多数の赤痢アメーバを観察する↑）

図9.14 偽膜性腸炎の肉眼所見

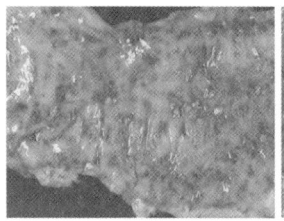

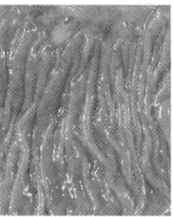

左：粘膜ひだ上にびまん性に白灰色の偽膜が形成されている
右：正常粘膜のひだ構造

図9.15 大腸ポリポーシス

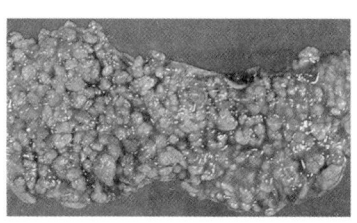

▶粘膜面がすべてポリープで覆われている。ポリープの生検病理検査で、腺がんが腺腫内に認められたので、切除された。

図9.16 大腸がんの肉眼所見

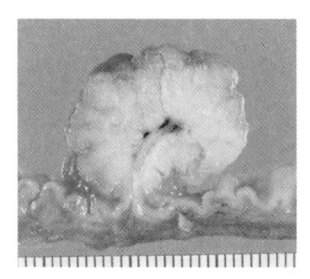

山田Ⅲ型ポリープ；腺がんであった　　2型進行結腸がん

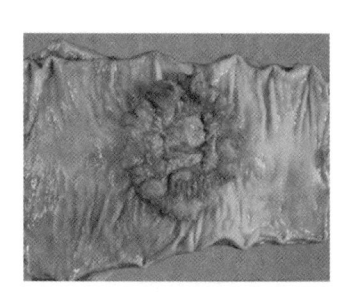

3．腸の疾患

CHAPTER 10 消化器の疾患-2
（肝臓、胆管系、膵臓）

肝臓は代謝、解毒、胆汁産生、蛋白合成、凝固因子産生などを行っている。肝炎ウイルス持続感染の終末像の肝硬変は肝不全を起こすだけでなく、前がん状態としても重要である。

❶ 肝臓の疾患

◆黄疸の原因
血清中の胆汁色素（**血清ビリルビン**）が病的に増加して全身臓器・組織に沈着する状態。皮膚や眼球の**黄染**で黄疸と気づかれ、皮膚の**かゆみ**を伴う。

◆間接型ビリルビンと直接型ビリルビン
赤血球は、脾臓などのリンパ網内系で壊され、**間接型ビリルビン（間ビ）**となる。**間接型ビリルビン**は血中で蛋白質と結合して、肝細胞へ取り込まれて、グルクロン酸抱合され、**直接型ビリルビン（直ビ）**となる。

◆黄疸の分類（図10.1）
①**溶血性黄疸**：溶血性貧血や母子間Rh血液型不適合妊娠による新生児重症黄疸溶血などで、**赤血球**（**間ビ**）が大量に破壊され、間ビが上昇。
②**肝細胞性黄疸**：**肝炎**で肝細胞（**間ビ**）や細胆管（**直ビ**）が破壊され、間ビ、直ビが上昇。
③**閉塞性黄疸**：胆石や胆管・膵臓がんで、**胆管**が閉塞（**直ビ**）し、直ビが上昇。

◆脂肪肝（図10.2）
特に**肥満**と密接に関連して発生し、肝細胞内に中性脂肪が沈着する。腹部エコーでは肝臓が明るく輝いて見える。肝機能は正常のことが多い。

◆アルコール性肝障害
エチルアルコールが代謝を妨げ、肝細胞に中性脂肪が沈着し**脂肪肝**になる。炎症で肝細胞が破壊されると**アルコール性肝炎**から**アルコール性肝硬変**になる。

◆非アルコール性脂肪性肝炎（NASH）
アルコール飲酒歴のない肥満者に発生するアルコール性肝炎と区別しがたい肝炎。中性脂肪が沈着する。肝硬変を経ての肝細胞がん発生が注目されている。

図 10.1 ビリルビン代謝と黄疸の分類

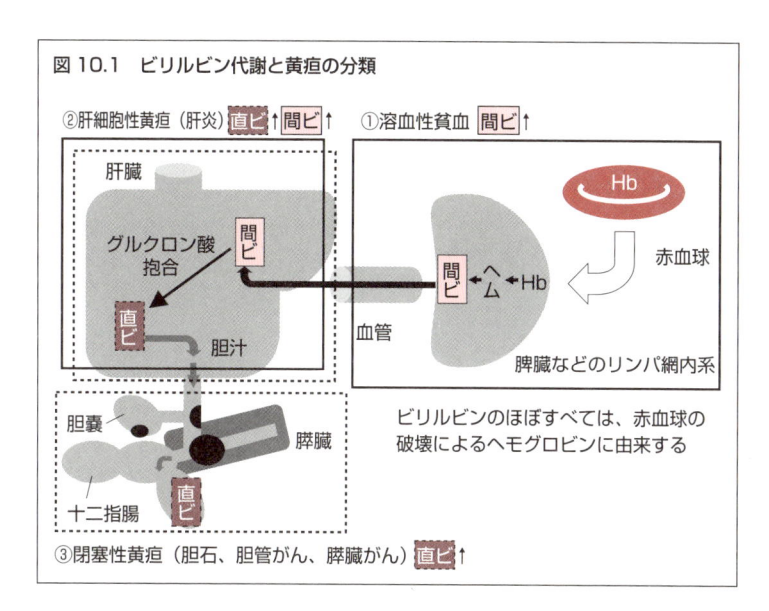

②肝細胞性黄疸（肝炎）直ビ↑ 間ビ↑　　①溶血性貧血　間ビ↑

肝臓
グルクロン酸抱合
間ビ
直ビ
胆汁

Hb
赤血球
間ビ←ヘム←Hb
血管
脾臓などのリンパ網内系

胆嚢
膵臓
十二指腸

③閉塞性黄疸（胆石、胆管がん、膵臓がん）直ビ↑

ビリルビンのほぼすべては、赤血球の破壊によるヘモグロビンに由来する

図 10.2 脂肪肝

①肉眼像

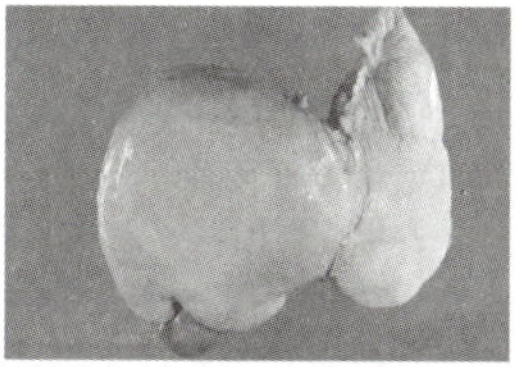

脂肪肝（白黄色調で胆嚢よりも明るい）

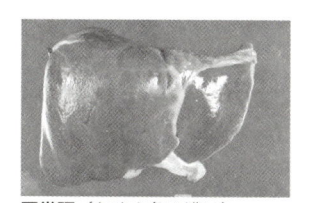

正常肝（あずき色で濃い）

②脂肪性肝疾患の組織像

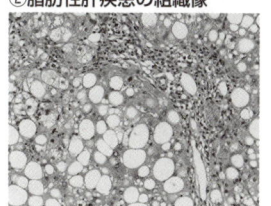

非アルコール性脂肪性肝炎（NASH）
（門脈域や小葉内に炎症細胞浸潤を見る）

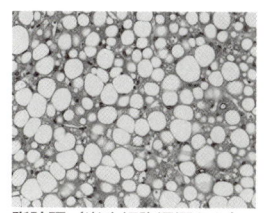

脂肪肝（炎症細胞浸潤なし）

◆ウイルス性肝炎（図 10.3、図 10.4）

①**急性肝炎**：肝炎ウイルスに感染した肝細胞を、**Ｔリンパ球**が一気に攻撃するために起こり、6 か月以内に治癒する。症状は黄疸、悪心、嘔吐、食欲不振、全身倦怠感、発熱などで、検査では AST や ALT、ビリルビンが上昇する。約 1 ～ 2％が劇症肝炎を発症する。

②**慢性肝炎**：症状に乏しい肝障害で、リンパ球浸潤と徐々に進行する線維化がみられる。炎症が続くと**肝硬変**となる（図 10.5）。

　肝炎ウイルスには A 型、B 型、C 型、D 型、E 型がある（**表 10.1**）。

［A 型肝炎］：食物（牡蠣など）・水、糞便を介した**経口感染**で、流行性である。急性肝炎を発症するが、比較的治癒しやすく慢性化しない。

［B 型肝炎］：血液や針刺事故、性行為により感染する。多くは無症状（不顕性感染）で経過するか、20 ～ 30％が急性肝炎を発症する。**母子感染（垂直感染）**は出産児への B 型肝炎ワクチン治療により減少し、輸血による感染は血液のスクリーニングによりほぼ根絶された。成人の日本型のウイルス感染では慢性化はほとんどなかったが、近年は性行為による欧米型のウイルス感染による慢性肝炎が増加している。慢性肝炎を経て肝硬変から肝がんへと進む。

［C 型肝炎］：**血液**や針刺事故で感染するが、性行為での感染は少ない。急性肝炎は少なく、劇症化はまれで、不顕性感染のまま、高率に**慢性化**し肝硬変から肝がんを発症する。インターフェロンで治療される。

表 10.1　A 型、B 型、C 型肝炎の特徴

肝炎	感染経路	感染源	進展	特徴	肝硬変／肝がんへの移行
A 型（HAV）	経口	生牡蠣、水、便	急性肝炎	伝染性強く、集団発生あり	なし
B 型（HBV）	血液、水平感染（垂直感染）	輸血、性交渉、針刺事故、母子間感染	急性肝炎。一部で慢性化	普通の成人発症は、慢性化しない	あり（欧米型ウイルス例、キャリアー発生例）
C 型（HCV）	血液	輸血、針刺事故	慢性肝炎、不顕性肝炎	予防ワクチンなし	あり

図 10.3 肝炎ウイルス感染細胞とTリンパ球

急性肝炎

不顕性肝炎

劇症肝炎 → 死亡

母子間感染キャリアー（免疫寛容状態）

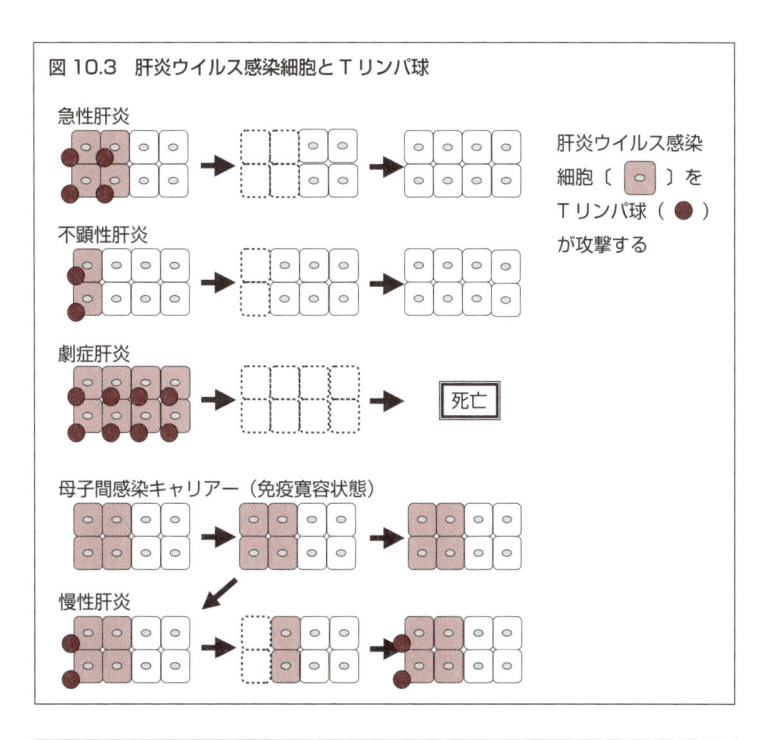

慢性肝炎

肝炎ウイルス感染細胞〔 　 〕をTリンパ球（ ● ）が攻撃する

図 10.4 慢性肝炎と肝硬変の組織像

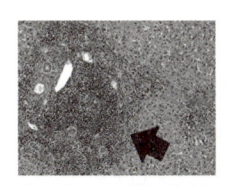

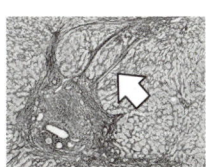

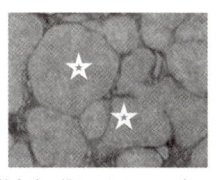

左：グリソン鞘の拡大とリンパ球浸潤⇑。中：線維増生⇑が認められる。右：偽小葉形成☆を伴う肝硬変の状態。

1．肝臓の疾患

◆**肝硬変症**：慢性肝炎（Ｂ型、Ｃ型、アルコール性）、慢性中毒性障害、高度のうっ血性心不全、栄養障害など、慢性に経過する肝疾患の終末像である（図10.5）。

　肝細胞の脱落・再生・線維化のため結節状の偽小葉を形成し、肝臓は縮小し硬くなり表面は粗大顆粒状となる。肝臓を通過する門脈も破壊され、門脈圧亢進症となり側副血行路が発達し、胃食道静脈瘤、内痔核、腹壁静脈の怒張を生ずる。また、脾腫のため血小板が低下する。肝臓の血流が減少し機能低下を生じる（図10.6）。

[三大死因]：①肝がんの合併（70％）。②肝不全（20％）：肝性脳症（高アンモニア血症：解毒障害）。③消化管出血（胃食道静脈瘤破裂、10％以下）である。

◆**肝がん**

①**肝細胞がん**：90％以上はＣ型やＢ型肝炎ウイルスの肝硬変から発生する。Ｂ型とＣ型肝炎ウイルスは正常の肝細胞に突然変異を起こすと推定されており、慢性肝炎からも肝細胞がんが発生する。肝細胞に似る腺がんで、胆汁を産生し緑色のことがある。αフェトプロテイン（AFP）やピブカ・ツー（PIVKA-Ⅱ）を分泌し、血中の腫瘍マーカーとして有用である。

②**肝内胆管がん**：肝内胆管から発生するがんで、肝硬変を伴わないのが特徴。発生頻度は低い。CEAやCA19-9が血中の腫瘍マーカーとして有用である。

◆**転移性腫瘍**

　直腸、大腸、小腸、胃、膵臓の静脈血は門脈として肝臓へ流入しているため、これら消化器系臓器のがんは血行性に肝転移を起こしやすい。肝臓の被膜直下を中心に多発するのが特徴である。

> **メモ　ラジオ波熱焼灼（RFA）治療**
>
> 　肝細胞がん患者のほとんどが肝硬変のために、外科的に１つのがんを切除しても次々に新しい肝細胞がんが発生する。最近では、肝硬変患者の定期的な腹部エコー検査で、初期の小さな肝細胞がんを発見し、体外から腫瘍に特殊な針を刺してラジオ波で焼灼する治療も行われている。

図 10.5 ウイルス性肝炎の経過

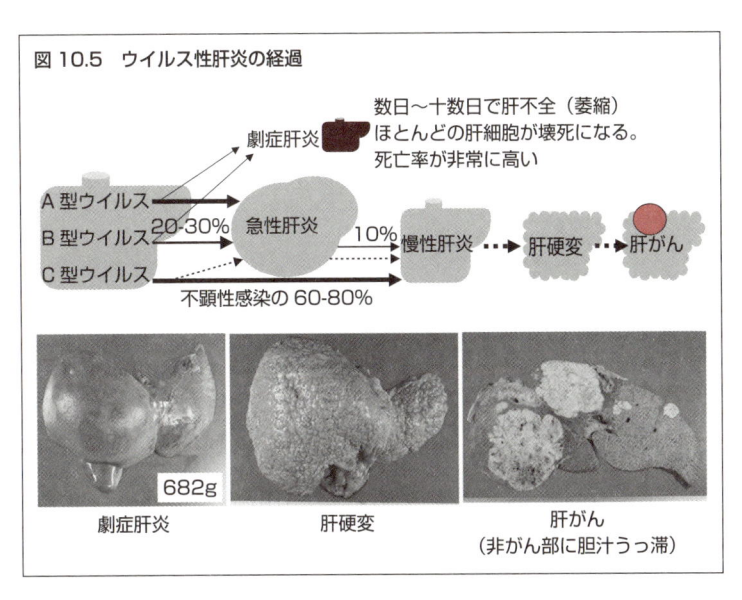

- A型ウイルス
- B型ウイルス
- C型ウイルス

→ 劇症肝炎：数日〜十数日で肝不全（萎縮）ほとんどの肝細胞が壊死になる。死亡率が非常に高い

→ 急性肝炎 20-30% → 10% 慢性肝炎 ⋯ 肝硬変 → 肝がん

不顕性感染の 60-80%

劇症肝炎 682g ／ 肝硬変 ／ 肝がん（非がん部に胆汁うっ滞）

図 10.6 門脈圧亢進による側副血行路の発達と合併症

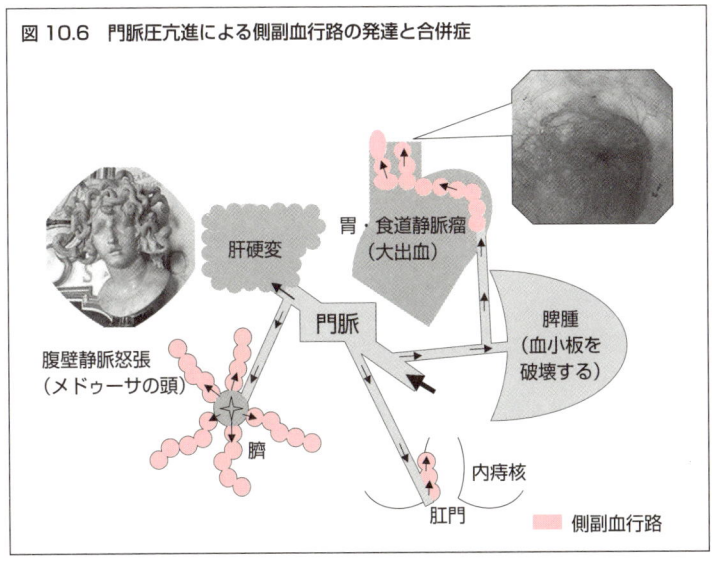

- 肝硬変
- 胃・食道静脈瘤（大出血）
- 門脈
- 脾腫（血小板を破壊する）
- 腹壁静脈怒張（メドゥーサの頭）
- 臍
- 内痔核
- 肛門

側副血行路

1．肝臓の疾患

❷ 胆管系と膵臓の疾患

［胆嚢および胆道の疾患］

◆先天性胆道閉鎖症

　肝外胆管の閉塞によって、生後まもなく閉塞性黄疸、肝腫大、灰白色便を伴う。生後6か月程度で胆汁性肝硬変となるため早期の手術が必要である。新生児1万人に1人の発生頻度。

◆胆石症（図10.7）

　中年女性に多く、主に肝内胆管や胆嚢などの胆道に生じる結石で、コレステロール結石（黄色）、ビリルビン結石（黒色）、混合結石がある。胆石が胆嚢管、胆管を閉塞するため、急性炎症（**胆嚢炎**、胆管炎、膵炎）を起こし、**疼痛**発作、発熱、**閉塞性黄疸**を生じる。

◆慢性胆嚢炎（図10.8）

　胆石が胆嚢管を閉塞するため生じる。繰り返す炎症のために、壁が線維性に肥厚して、胆汁排泄機能も低下する。

［膵臓の疾患］

◆急性膵炎（急性膵壊死）

　肥満者に多く、暴飲・暴食（特に大量飲酒）、胆石による胆管・膵管の閉塞を引き金として発症する。急激な腹痛、嘔吐、発熱で発症し、**ショック**、**腎不全**、**DIC**を併発し死亡することもある。膵液により膵臓が自己消化をきたし融解壊死や出血を生じ、**血清**と**尿中アミラーゼ**が高値になる。

◆慢性膵炎

　繰り返す炎症による膵実質の萎縮・線維化をきたす疾患で、大部分が慢性の**アルコール過剰摂取**が原因である。膵外分泌腺が破壊されるため脂肪便をきたし、ランゲルハンス島が破壊されるため**糖尿病**を合併する。

◆膵臓がん（図10.9）

　最も**予後不良**のがん。60歳以上の男性にやや多い。早期発見が難しく、進行し転移をきたすまで無症状のことが多く、通常、診断から1年以内に死亡する。膵管上皮に由来するがんで膵頭部に多く、**閉塞性黄疸**をきたすことが多い。神経血管を巻き込んでいることが多く、激しい疼痛を生じる。手術切除可能率

は30％程度である。CEAやCA19-9が血中腫瘍マーカーとして有用である。

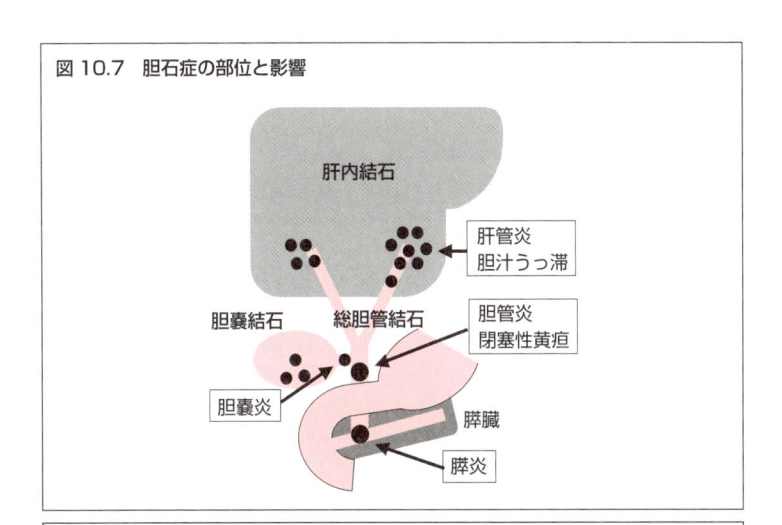

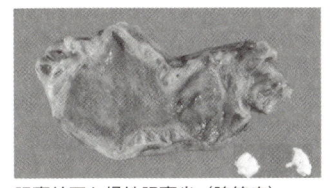

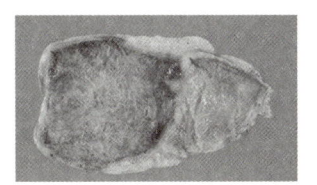

図10.7　胆石症の部位と影響

- 肝内結石
- 肝管炎／胆汁うっ滞
- 胆嚢結石
- 総胆管結石
- 胆管炎／閉塞性黄疸
- 胆嚢炎
- 膵臓
- 膵炎

図10.8　慢性胆嚢炎

胆嚢結石と慢性胆嚢炎（腺筋症）　　慢性胆嚢炎により荒廃した状態

図10.9　膵臓がん

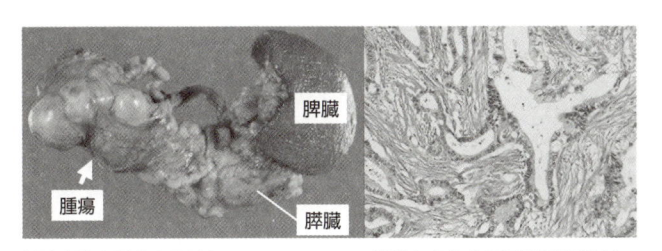

脾臓／腫瘍／膵臓

粘液嚢胞を形成するがん　　粘液を産生する浸潤性腺管がん

2．胆管系と膵臓の疾患

CHAPTER 11

呼吸器の疾患

空気中の酸素を吸って血中に送り、血中の炭酸ガスを排出するのが呼吸器の役目で、ガス交換は肺胞で行われる。

① 鼻腔、副鼻腔、喉頭の疾患～鼻からのどへ

◆**感冒（風邪）：咳、痰、高熱、頭痛、鼻汁、鼻閉**

鼻腔、副鼻腔、咽頭、喉頭、気管など（図11.1）の上気道粘膜のカタル性炎のことをいう。原因は大半がウイルスで、気道感染する。

◆**アレルギー性鼻炎：抗原は花粉、ハウスダスト、動物の毛など**

花粉症に代表されるⅠ型、アナフィラキシー型のアレルギーである。

◆**副鼻腔炎：蓄膿症、鼻茸（ポリープ）**

主としてアレルギー性の炎症で、副鼻腔から鼻腔に及ぶ。

◆**進行性壊疽性鼻炎：原因不明**

鼻粘膜に浸潤性の潰瘍を形成し、肺の血管炎や糸球体腎炎を伴って、ウエゲナー肉芽腫を引き起こす。極めて予後の悪い疾患である。

◆**喉頭（声帯）ポリープ（図11.2）と喉頭がん：歌手などに多い。謡人結節**

日常的な声帯への高度の刺激によってポリープ状の結節が形成され、嗄声を生じたり、声が出なくなる。時に扁平上皮がんが見られる。

> **メモ 新型インフルエンザ**
>
> A、B、C型のインフルエンザウイルスの感染で生じるインフルエンザは、通常の感冒と異なって、大流行や集団発生して、抵抗力の弱い人が多数死に至る。2009年のメキシコ、米国に始まった豚A型、H1N1亜型ウイルスによる新型インフルエンザは、世界的に大流行し、多数の死者が出現し、パンデミックに指定された。

図 11.1 鼻の構造

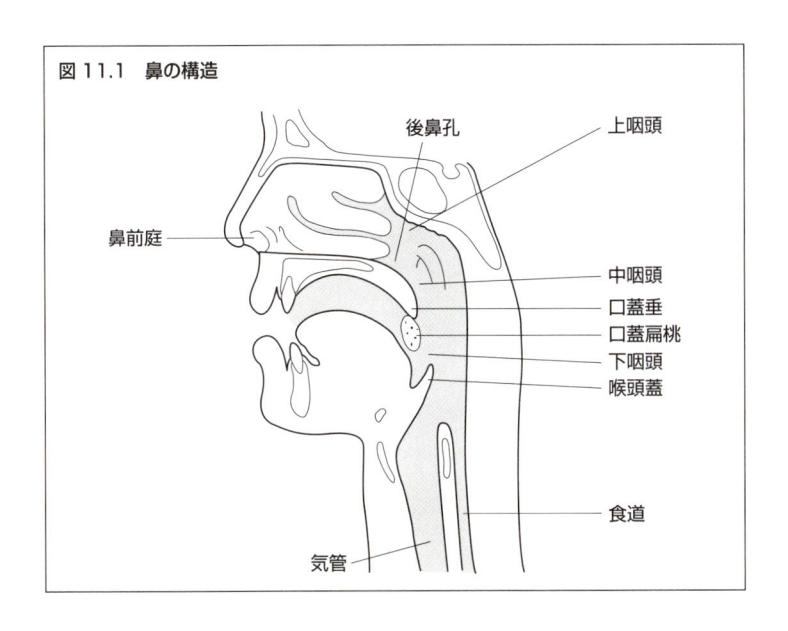

- 後鼻孔
- 上咽頭
- 鼻前庭
- 中咽頭
- 口蓋垂
- 口蓋扁桃
- 下咽頭
- 喉頭蓋
- 食道
- 気管

図 11.2 声帯ポリープ

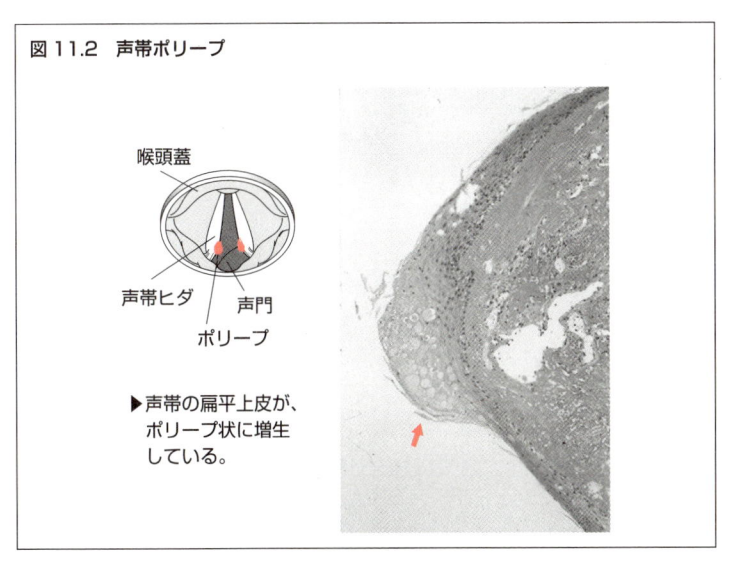

- 喉頭蓋
- 声帯ヒダ
- 声門
- ポリープ

▶声帯の扁平上皮が、ポリープ状に増生している。

1. 鼻腔、副鼻腔、喉頭の疾患〜鼻からのどへ

❷ 気管支と肺の非炎症性疾患

◆**気管支拡張症**：喫煙が第一の原因

気管支の非可逆的な拡張を生じる。肺気腫や肺高血圧症をきたす。

◆**気管支喘息**：Ⅰ型アレルギー、好酸球増多

カビ、花粉、塵、獣毛などをアレルゲンとして、呼気障害を生じる。

◆**肺気腫**：肺胞壁が破壊され、のう胞（ブラ）を形成する

主として喫煙が原因。ブラが破れて、気胸をきたすことがある。

◆**肺線維症**：肺が線維化して硬くなる

原因不明のこともあるが、炎症、膠原病、気管支拡張症などに続発する。びまん性の線維化を生じ、高度になると蜂の巣状を呈する→蜂窩（状）肺（蜂巣肺）（図 11.3）。

◆**肺の循環障害**：心臓と直結しているので影響を及ぼしあう

[**肺うっ血と肺水腫**]：心機能低下による還流障害で、うっ血と水腫をきたす。慢性心不全による肺うっ血では、壊れた赤血球を貪食した組織球（ヘモジデリン顆粒を含む食細胞：心不全細胞（heart failure cell））が肺胞にみられ、喀痰と共に排出される。この際、喀痰はサビ色を呈する。

[**原発性肺高血圧症**]：若年女性に多くみられ、息切れ、突発性呼吸困難などで発症する。原因不明で、突然死をきたすことがある。

◆**塵肺症**：大気中の塵埃を吸入して起きる

[**アスベストーシス**]：断熱材に含まれるアスベスト（図 11.4）を吸引することによるもので、肺線維症、肺がん、悪性中皮腫を生じる。建材としてのアスベストの使用は、現在は禁止されている。

[**珪肺症**]：炭鉱炭塵や、石工粉塵に含まれる珪酸（ケイ酸）の吸入により、珪肺結節を形成、肺線維症や肺結核を続発する。代表的な職業病である。

◆**サルコイドーシス**：原因不明の肉芽腫形成

全身性疾患であるが、肺を主体とすることが多い。肺門部リンパ節の類上皮細胞とラングハンス型巨細胞からなる肉芽腫で初発し、肺実質、皮膚に広がる。乾酪壊死は見られず、T細胞機能不全を伴うことが多い。

図 11.3 蜂窩状肺

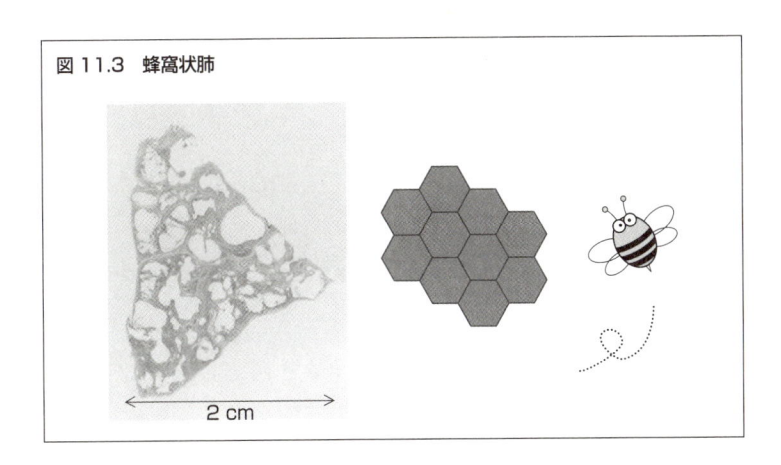

2 cm

図 11.4 アスベスト

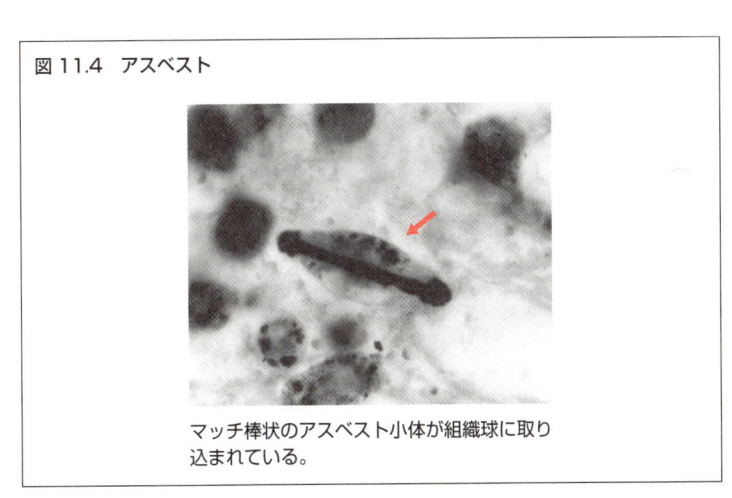

マッチ棒状のアスベスト小体が組織球に取り込まれている。

2．気管支と肺の非炎症性疾患

③ 肺気管支の炎症性疾患

◆**気管支炎：急性と慢性がある**

慢性気管支炎は、大気汚染、喫煙、粉塵などの社会的原因によって生じ、気管支粘膜の過形成、粘液分泌亢進、時に好中球浸潤などを示す。

◆**拘束性肺疾患：肺特有の原因不明の炎症性疾患**

[間質性肺炎]：びまん性に肺間質の線維化、硝子化、細胞浸潤がみられる原因不明の慢性炎症性疾患で、リーボウが **5 型**に分類した（**表 11.1**）。

[器質化肺炎]：**マッソン体**と呼ばれる特有の肉芽腫様結節を形成する。時に閉塞性細気管支肺炎を合わせて、BOOP と呼ばれる。

◆**肺炎：抗生物質の発達で、肺炎のみによる死亡者は激減**

肺炎を起こす微生物は多くあるが、ここでは主なものを挙げる。

[肺結核]：近年減少しているが、依然として新しい患者が出ている。類上皮細胞肉芽腫、乾酪壊死、空洞形成、石灰化などの病変が見られる。

[MRSA]（メシチリン耐性黄色ブドウ球菌）肺炎：院内感染として、MRSA が高齢者や乳幼児を侵して重篤な結果をもたらし、社会問題化している。

[インフルエンザ]：一般細菌による肺炎は減少したが、ウイルス、特にインフルエンザ肺炎は相対的に増加し、時に大流行する。

[サイトメガロウイルス肺炎]（**図 11.5**）：AIDS などの重篤疾患に合併することが多い。フクロウの目のようなウイルスの**核内封入体**がみられる。

[麻疹肺炎]：麻疹ウイルス感染が肺に及んで、巨細胞性肺炎を起こす。

[肺真菌症]：抗生剤による菌交代現象として、また悪性腫瘍や AIDS の合併症としてみられる。カンジダとアスペルギルスが最も多い。

[ニューモシスチス（・カリニ）肺炎]：免疫不全症、特に **AIDS** の合併症として生じることが多い。ニューモシスチス・カリニと呼ばれる真菌の感染による。

表 11.1 間質性肺炎（リーボウの分類）

1. 通常の間質性肺炎：UIP（usual interstitial pneumonia）
2. びまん性肺胞障害を伴った閉塞性細気管支炎：BIP（bronchiolitis obliterans and diffuse alveolar damage）
3. 剥離性間質性肺炎：DIP（desquamative interstitial pneumonia）
4. 巨細胞性間質性肺炎：GIP（giant cell interstitial pneumonia）
5. リンパ球様間質性肺炎：LIP（lymphoid interstitial pneumonia）

図 11.5 サイトメガロウイルス肺炎

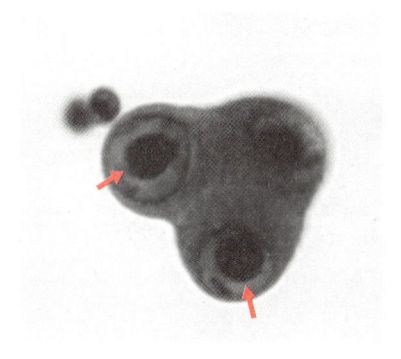

▶巨大な核内封入体がみられる。（喀痰中）

❹ 肺と気管支の腫瘍

◆肺がんの死亡率：男性はがんの死亡率の中でトップ
　近年肺がんは増加して、わが国では1993年には男性で、1998年には男女合わせた合計で、がんのうちでともに胃がんを抜いて死亡率のトップになった。肺腫瘍の特徴は、組織形が偏らずに、多彩なことである。喀痰細胞診やX線による集団検診が行われている（**図 11.6**）。

◆腺がん：主として肺の末梢部に出る
　異型円柱上皮細胞よりなるがんで、初期には肺野のコイン様陰影で発見されることが多い。女性では男性より高率に見られる。

◆扁平上皮がん：喫煙との関連が深い
　肺、気管支の中枢、末梢を問わずに出現する。喫煙との因果関係が濃く、ブリンクマンインデックス（喫煙年数×1日の喫煙本数）が、がん発生に大きな影響を及ぼす。一般に400がボーダーラインといわれている。異型扁平上皮よりなり、角化、壊死傾向が強い。

◆小細胞がん：悪性度が高い
　肺気管支幹細胞が神経内分泌細胞に分化する段階での発がんとされ、小型で円形または紡錘形、裸核状の腫瘍細胞が充実性に増殖し、時にロゼット形成（**図 11.7**）がみられる。

◆大細胞がん：くずかご：由来不明の大型の細胞からなるがんを、くずかごに捨てるように、分類上くくってしまう（waste basket）
　大型、多形性のがん。腺がん、扁平上皮がんの低分化型との説がある。

◆カルチノイド腫瘍：低悪性度、セロトニン産生
　主として気管支に見られる腫瘍で、消化管に出現するものと同じである。小型、円形、楕円形の細胞が索状、リボン状に増殖する。神経内分泌細胞に由来する。

◆中皮腫：アスベストが原因
　胸膜に見られる悪性腫瘍で、上皮型と肉腫型がある。

図 11.6 肺がん（マクロ）

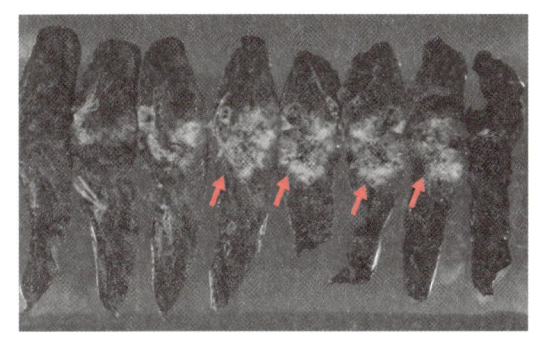

▶肺野に境界不鮮明、灰白色、充実性の腫瘍が見られる。

図 11.7 ロゼット形成

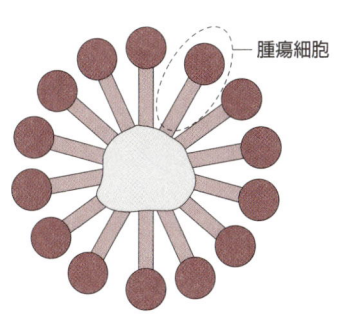

— 腫瘍細胞

▶腫瘍細胞が腔あるいは血管周囲をすき間を取り囲むように配列する。

4．肺と気管支の腫瘍

CHAPTER 12 血液・造血器の疾患

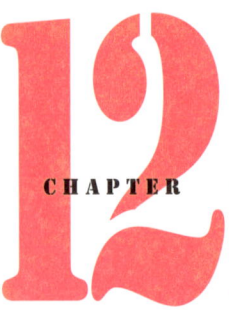

血液は、赤血球、白血球、血小板などの細胞成分と、液体成分の血漿からなる。その機能については、循環障害の章（第4章）で述べた。

❶ 血液の疾患

◆**貧血**：酸素が足りない

赤血球の数の不足か、赤血球中の**ヘモグロビン**の量の減少によって生じる。原因として、出血、遺伝（先天性球状赤血球症など、図12.1）、ビタミンB_{12}不足による悪性貧血、再生不良性貧血などがある。

◆**白血球減少症**：感染症に弱くなる

放射線、化学物質、重篤な感染症、再生不良性貧血などで生じる。

◆**白血球増多症**：虫垂炎で多くなる

急性炎、化膿炎では**好中球**が、アレルギー炎、寄生虫では**好酸球**が、慢性炎では**リンパ球**が増多する。

◆**白血病**：血液のがん

[**急性骨髄性白血病（図12.2）**]：主として**骨髄芽球**の急激な増殖による。末梢血白血球数は2万〜5万に及ぶ。細胞質内に**アウエル小体**が出現する。

[**慢性骨髄性白血病**]：成人に多く、各成熟段階の細胞が出現し、白血球数は30万〜50万になる。慢性の経過を取り、比較的予後は良い。Ph（フィラデルフィア染色体）が出現する。

[**急性リンパ性白血病**]：小児に多くみられる。未熟な**リンパ芽球**が増殖する。成人では、ウイルスを原因とする成人T細胞白血病がある。

[**慢性リンパ性白血病**]：日本では比較的まれで、高齢者に多い。成熟した**B細胞型**が多く、リンパ節の腫大を伴う。

[**成人T細胞白血病**]：ATLV（成人T細胞白血病ウイルス）の感染によって生じる。わが国では九州地方に多く発生する。

図 12.1　先天性赤血球症

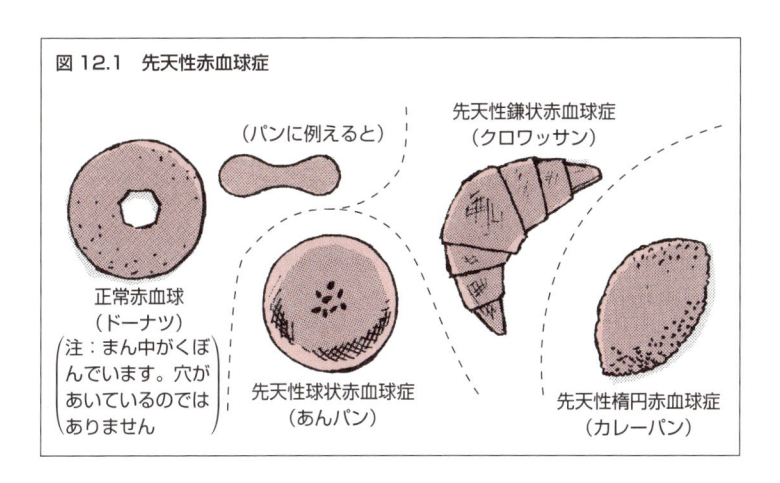

- 正常赤血球（ドーナツ）
  - 注：まん中がくぼんでいます。穴があいているのではありません
- （パンに例えると）
- 先天性球状赤血球症（あんパン）
- 先天性鎌状赤血球症（クロワッサン）
- 先天性楕円赤血球症（カレーパン）

図 12.2　急性骨髄性白血病

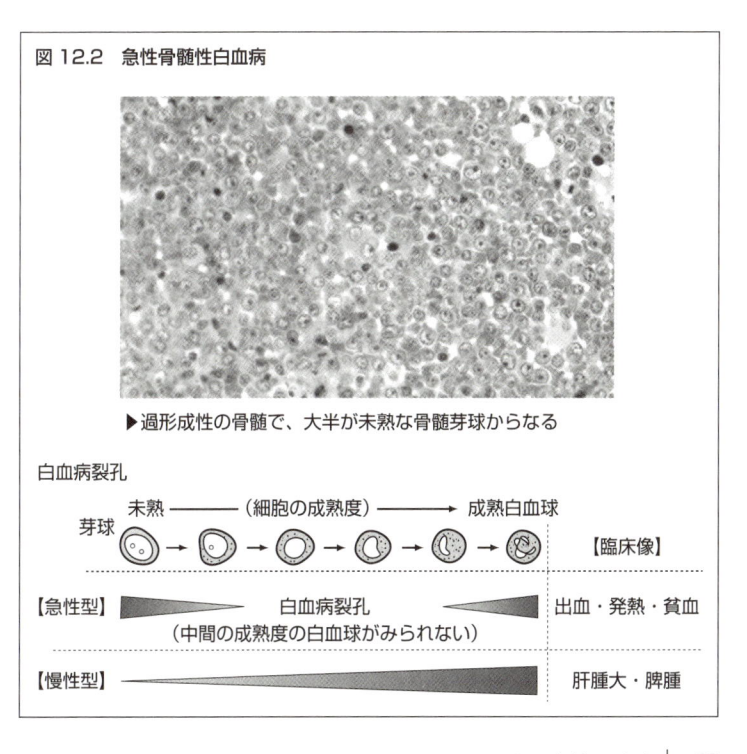

▶過形成性の骨髄で、大半が未熟な骨髄芽球からなる

白血病裂孔

未熟 ──（細胞の成熟度）──→ 成熟白血球
芽球 　　　　　　　　　　　　　　　【臨床像】

【急性型】　白血病裂孔　　出血・発熱・貧血
（中間の成熟度の白血球がみられない）

【慢性型】　　　　　　　　肝腫大・脾腫

1. 血液の疾患

❷ 骨髄、リンパ節、脾臓の疾患

◆多発性骨髄腫：形質細胞腫とも呼ばれる

骨髄内で異型形質細胞が増殖する腫瘍で、母細胞の種類によってIgAやIgGなどの免疫グロブリンを産生する。尿中にベンス・ジョーンス蛋白が出現する。骨吸収が強く、X線写真で特有の打ち抜き像が見られる（**図12.3**）。

◆亜急性壊死性リンパ節炎：菊池症候群とも呼ばれる

比較的若年の女性に好発する、原因不明の、巣状壊死と組織球の出現を特徴とするリンパ節炎。発熱や疼痛を伴うが、予後は良好である。

◆悪性リンパ腫：リンパ節の腫瘍。①非ホジキンリンパ腫と②ホジキン病に分類される。系統的に侵される

①**非ホジキンリンパ腫**：濾胞性リンパ腫と、びまん性リンパ腫がある。

[濾胞性リンパ腫] は、B細胞タイプの腫瘍細胞がリンパ濾胞内で増殖し、リンパ節腫大をきたす。予後は比較的良い。

[びまん性リンパ腫] は、異型リンパ球がびまん性、充実性に増殖し、濾胞構造を認めない。小細胞型、多型細胞型、中細胞型や、混合細胞型などがある。

小細胞型は、正常リンパ球とほぼ変わらない形態を示すB細胞タイプのリンパ球が、びまん性に増殖する。多型細胞型は、T細胞タイプのくびれや、脳様構造等の高度異型を示す腫瘍細胞が密に増殖し、ホジキン病と鑑別が困難な場合がある。中細胞型や混合細胞型は、その中間に位置する。

②**ホジキン病**：欧米に多く、日本では比較的まれなリンパ腫である。ホジキン細胞と呼ばれる大型の単核細胞と、多核、巨核の奇怪な形のリード・ステルンベルグ細胞が出現する。

悪性度の低い順に、リンパ球優位型、混合細胞型、結節硬化型、リンパ球減少型の4型に分類される。

◆脾腫：脾臓が腫れる

全身性アミロイドーシス（**図12.4**）、肝硬変、マラリア、白血病、悪性リンパ腫などで脾臓の腫大をきたす。時に3000gに及ぶこともある。

図 12.3 多発性骨髄腫

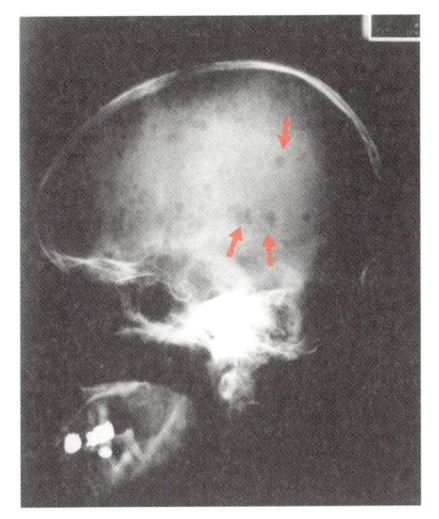

骨の打ち抜き像

図 12.4 ハム(様)脾(ベーコン様脾)

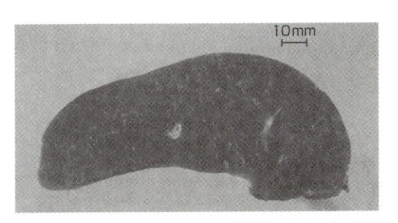

▶全身性のアミロイドーシスでは、脾臓のアミロイド沈着が著明に見られる。アミロイドがリンパ濾胞に沈着するとサゴ脾と呼ばれ、赤脾髄に慢性に沈着するとハム脾と呼ばれる。

ロースハムの切り口のように見えます

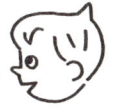

2. 骨髄、リンパ節、脾臓の疾患

CHAPTER 13 内分泌器官の疾患

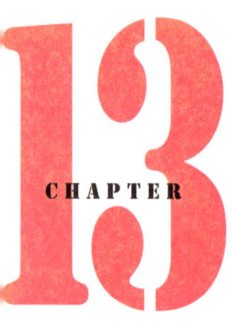

ホルモンは標的細胞の受容体を介して作用し、身体全体のバランスのとれた成長を促し、全身臓器の調和をとりながら恒常性を維持している。ホルモン分泌の過剰で機能亢進症、過少で機能低下症を生じる。

❶ 脳下垂体の疾患

(図13.1、図13.2)

◆**脳下垂体は腺組織の前葉と、神経組織の後葉からなる。**

◆**前葉機能亢進症**：前葉の下垂体機能性腺腫（ホルモン産生）による

　成長ホルモン産生腺腫では、成長期では巨人症となり、成人では末端肥大症をきたす。副腎皮質刺激ホルモン産生腺腫ではクッシング病を生じる。

◆**前葉機能低下症**：下垂体非機能腺腫（ホルモンを産生しない腺腫）や頭蓋咽頭腫による正常下垂体の圧迫が原因。

[下垂体性小人症]：小児期に成長ホルモンが不足し、100 cm程度の均整のとれた低身長となるが、精神発達は正常。

[シーハン症候群]：出産後虚血性壊死による全般的な前葉機能低下をきたす。

◆**後葉機能不全**：頭部の交通外傷や頭蓋咽頭腫による圧迫が原因

　下垂体後葉のバソプレッシン（抗利尿ホルモン）の低下により、腎尿細管での水の再吸収が阻害されて尿崩症となる。1日尿量が5L以上の多尿となり、口渇・多飲を起こす。

> **メモ　視床下部・下垂体系**
>
> 　喜怒哀楽や恐れなどの感情や痛みなどの知覚（さまざまなストレス）、生殖本能や性周期（生殖）、時間「日、月、年」によるリズム（身体の成長、基礎代謝）などは、脳の働きと深く関わっている。これら上位脳からの情報に従って、視床下部・下垂体系が、GHとTSH（身体の成長や基礎代謝）、ACTH（抗ストレス作用）、FSHとLH（生殖）分泌を担っており、フィードバック機構を用いて、これらホルモンの分泌量や時期を厳重に管理制御している。

図 13.1 内分泌器官

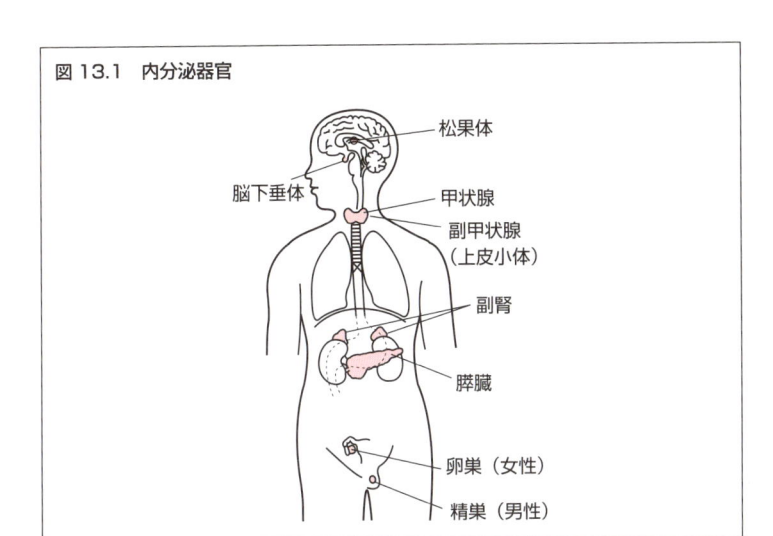

- 松果体
- 脳下垂体
- 甲状腺
- 副甲状腺（上皮小体）
- 副腎
- 膵臓
- 卵巣（女性）
- 精巣（男性）

図 13.2 脳下垂体の疾患

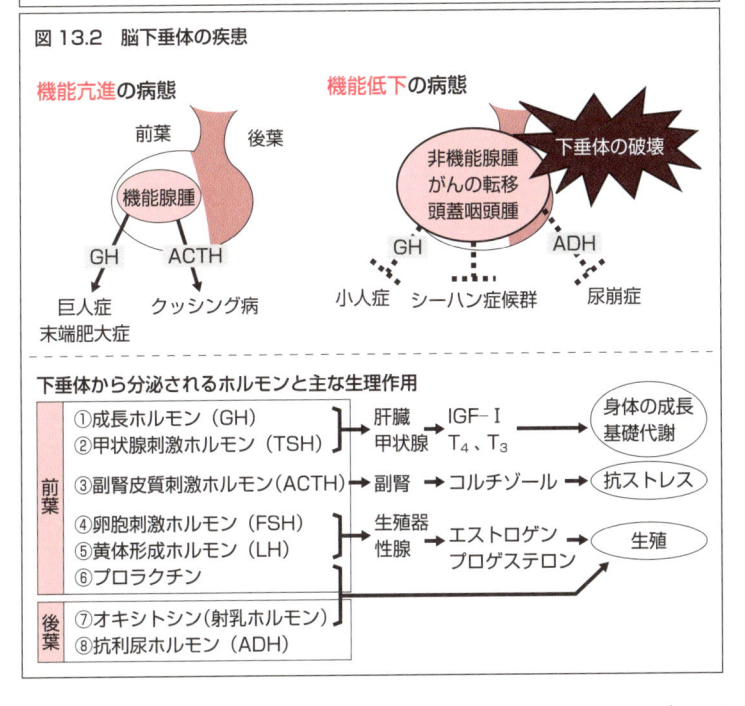

機能亢進の病態

前葉／後葉
機能腺腫
- GH → 巨人症、末端肥大症
- ACTH → クッシング病

機能低下の病態

非機能腺腫／がんの転移／頭蓋咽頭腫
下垂体の破壊
- GH → 小人症
- （GH・ADH）→ シーハン症候群
- ADH → 尿崩症

下垂体から分泌されるホルモンと主な生理作用

	ホルモン	標的	産生物	作用
前葉	①成長ホルモン（GH） ②甲状腺刺激ホルモン（TSH）	肝臓 甲状腺	IGF-I T_4、T_3	身体の成長 基礎代謝
前葉	③副腎皮質刺激ホルモン（ACTH）	副腎	コルチゾール	抗ストレス
前葉	④卵胞刺激ホルモン（FSH） ⑤黄体形成ホルモン（LH） ⑥プロラクチン	生殖器 性腺	エストロゲン プロゲステロン	生殖
後葉	⑦オキシトシン（射乳ホルモン） ⑧抗利尿ホルモン（ADH）			

1．脳下垂体の疾患

❷ 甲状腺の疾患 〜女性に多い

◆**甲状腺ホルモン**

濾胞上皮細胞から産生される T_4 と T_3（個体の成長や基礎代謝に関係）と、C細胞から産生される**カルシトニン**（血中カルシウム濃度を下げる）がある。

◆**甲状腺機能亢進症**

[バセドウ病（グレーブス甲状腺炎）]：20歳代の女性に多く、男性の5〜7倍。

甲状腺刺激ホルモン（TSH）受容体に対する自己抗体（抗甲状腺レセプター抗体）が、甲状腺を刺激する自己免疫疾患（図13.3①）。甲状腺腫・頻脈・眼球突出がメルゼブルグの三主徴で、甲状腺ホルモン過剰による基礎代謝亢進、手指の振戦、心悸亢進、るいそう、多汗など機能亢進症状が見られる。軽症だと疲れを知らず活動的になる。

◆**甲状腺機能低下症**

皮膚に粘液様物質（ムコ蛋白）が沈着し、成人では粘液水腫を生じる。基礎代謝低下により皮膚乾燥、遅脈、低体温、精神活動鈍化が見られる。

[クレチン病]：先天性機能低下症で、小人症、知能低下、独特の顔貌を示す。早期発見によるヨード投与で改善する。

[橋本病(慢性甲状腺炎)]：成人の機能低下の最も多い原因。中年女性に好発する。代表的な臓器特異的自己免疫性疾患で、抗甲状腺抗体が原因。病初期には甲状腺はびまん性に腫大するが、末期には濾胞破壊のため萎縮し機能低下（粘液水腫）に陥る。リンパ濾胞形成を伴うリンパ球浸潤と、濾胞の破壊が特徴（図13.3②）。

◆**甲状腺腫瘍**

[腺腫様甲状腺腫]：慢性的なヨード不足や甲状腺ホルモン低下によりTSHが過剰に分泌され、甲状腺濾胞組織がびまん性・結節性に過形成をきたす（図13.3③）。

[濾胞腺腫]：甲状腺濾胞が限局性に増殖する良性腫瘍。

> **メモ　放射性ヨウ素（^{131}I）と甲状腺疾患**
>
> 原子力施設の事故で大気に放出された^{131}Iが体内に吸収されると、甲状腺濾胞上皮でチロシンと^{131}Iが結合して甲状腺ホルモンに合成され、濾胞に蓄えられ、β線を放射し続ける（半減期は約8日）。そのため、晩発性の障害として甲状腺腫や甲状腺機能低下症を引き起こすとされる。チェルノブイリ原発事故のときには、小児の甲状腺がんが増加した。予防法はヨード剤の大量摂取によって、体内のヨウ素を飽和させることである。

[甲状腺がん]：濾胞上皮細胞由来の**甲状腺乳頭がん**（**図13.3**④）はリンパ節に転移しやすく、**甲状腺濾胞がん**（**図13.3**⑤）は血行性に肺や骨に転移しやすい。C細胞に由来する**髄様がん**はカルシトニンを分泌し、腫瘍内にアミロイドが沈着する。

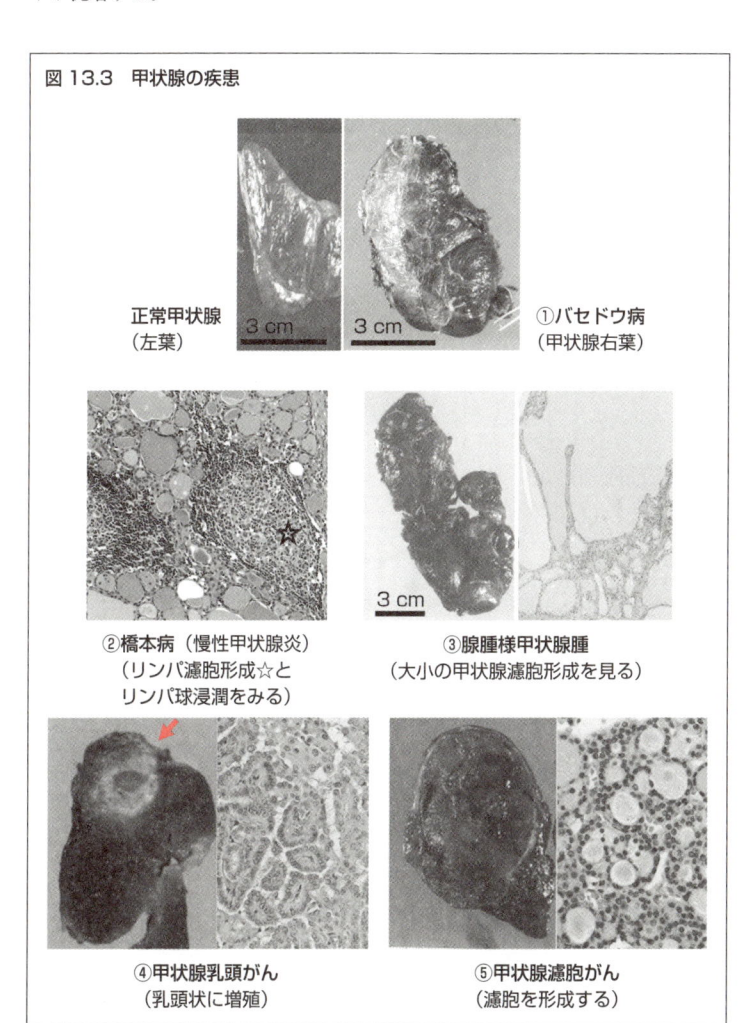

図13.3 甲状腺の疾患

正常甲状腺（左葉）

①バセドウ病（甲状腺右葉）

②橋本病（慢性甲状腺炎）（リンパ濾胞形成☆とリンパ球浸潤をみる）

③腺腫様甲状腺腫（大小の甲状腺濾胞形成を見る）

④甲状腺乳頭がん（乳頭状に増殖）

⑤甲状腺濾胞がん（濾胞を形成する）

2．甲状腺の疾患～女性に多い

❸ 副甲状腺および副腎の疾患

[副甲状腺（上皮小体）の疾患]

◆**副甲状腺ホルモン（パラソルモン；PTH）は、血中カルシウム値を上げる。**

◆**副甲状腺機能亢進症**

　過形成や腺腫から分泌されるホルモンにより、高カルシウム血症となり、尿路結石で発見されることが多い。腎石灰化症を伴うことがある。

　慢性腎不全では、血液透析の結果、低カルシウム血症となるため、代償性に機能が亢進して副甲状腺4腺すべてが過形成性に腫大する（続発性副甲状腺機能亢進症）。線維性骨炎のため骨痛を伴う。

◆**副甲状腺機能低下症**

　甲状腺摘出術の際に、副甲状腺も同時に摘出されてしまったことに起因する場合が多い。低カルシウム血症のため、神経の興奮性が高まりテタニーと呼ばれる骨格筋の硬直性けいれん発作を生じる。

[副腎の疾患]

◆**副腎皮質ホルモン**には3種類がある。

①糖質コルチコイド：コルチゾール。糖新生と、蛋白質・脂肪の合成。

②鉱質（電解質）コルチコイド：アルドステロン。尿細管でのNa^+再吸収とK^+排泄。

③性ステロイド（アンドロゲン：男性ホルモン）：性の活性に関係する。

◆**副腎皮質機能亢進症**

[クッシング症候群（図13.4①）]：糖質コルチコイドの過剰による全身反応である。原因は副腎皮質腫瘍や、治療による糖質コルチコイド大量投与、下垂体腺腫によるACTH過剰分泌（クッシング病）や、小細胞がんなどの異所性ACTH産生がある。主症状は満月様顔貌、中心性肥満、皮膚線条で、糖尿病や高血圧、骨粗鬆症を合併する。

[原発性アルドステロン症]：腺腫は黄金色で、電解質（鉱質）コルチコイドであるアルドステロンを過剰に分泌し、高血圧と低カリウム血症を生じる。周期性四肢麻痺、テタニーは低カリウム血症のため。

[続発性アルドステロン症（図13.4②）]：腎動脈の狭窄などにより腎糸球体血

流が減少すると**レニン-アンギオテンシン系**が働いて、アルドステロンが副腎皮質から過剰に分泌され、血圧を上昇させて腎糸球体血流量を維持する。**腎血管性高血圧症**である。

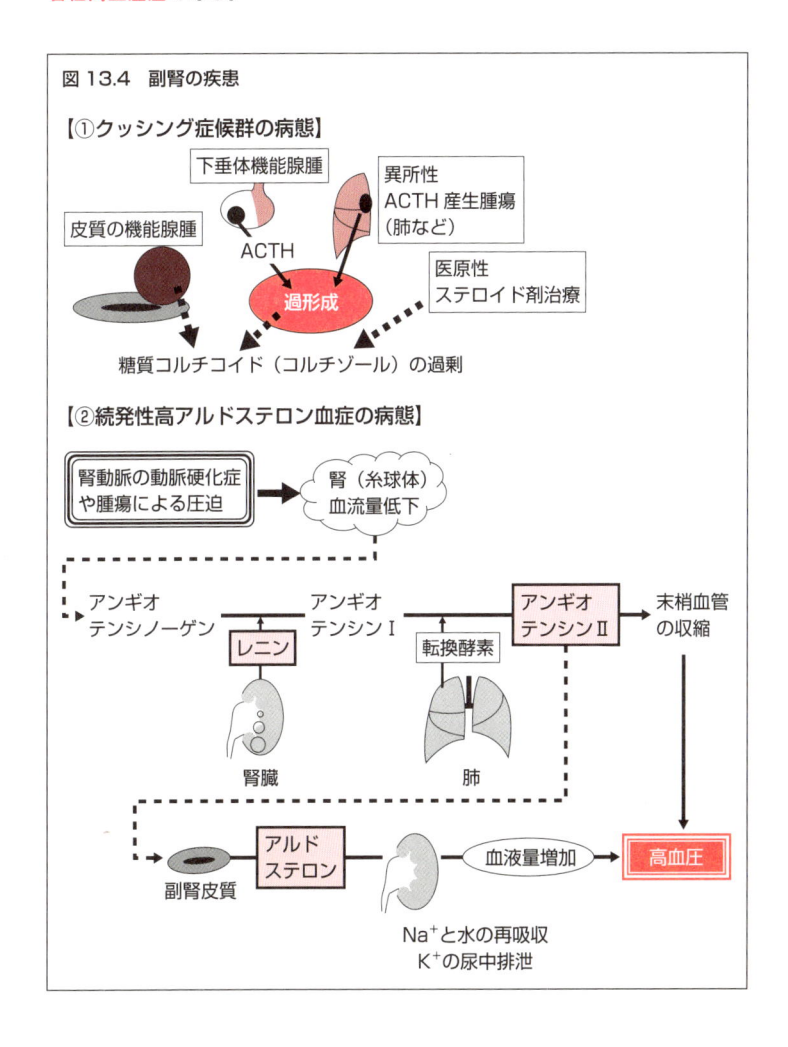

図 13.4 副腎の疾患

【①クッシング症候群の病態】

皮質の機能腺腫
下垂体機能腺腫
異所性 ACTH 産生腫瘍（肺など）
ACTH
過形成
医原性ステロイド剤治療
→ 糖質コルチコイド（コルチゾール）の過剰

【②続発性高アルドステロン血症の病態】

腎動脈の動脈硬化症や腫瘍による圧迫 → 腎（糸球体）血流量低下

アンギオテンシノーゲン → （レニン／腎臓） → アンギオテンシン I → （転換酵素／肺） → アンギオテンシン II → 末梢血管の収縮

→ 副腎皮質 → アルドステロン → Na⁺と水の再吸収、K⁺の尿中排泄 → 血液量増加 → 高血圧

◆副腎皮質機能低下症

[アジソン病]：副腎結核が多かったが、現在ではほとんどが自己免疫性疾患で、皮質の破壊により副腎皮質ホルモンが不足する。皮膚・口腔粘膜にメラニン色素の沈着、全身倦怠感、低血圧、低血糖、体重減少をきたす。

◆副腎皮質の腫瘍（図13.5）

ほとんどが腺腫で、がんは少ない。ホルモン（糖質コルチコイド、アルドステロン、アンドロゲン）を産生する機能性腫瘍が多い。

◆副腎髄質の腫瘍（図13.6）

[褐色細胞腫]：大人に多い。カテコールアミンを大量に分泌し、高血圧、高血糖、代謝亢進、頭痛、発汗を生じる（5つの過分泌症状）。無色透明のホルマリン固定液で腫瘍を固定すると、ホルマリン液が「褐色」に着色する。

[神経芽細胞腫]：新生児から小児の悪性腫瘍。早期にリンパ節、肝臓、骨へ転移する。

> **メモ 多発性内分泌腫瘍（MEN）**
>
> 複数の内分泌病変が合併する症候群があり、多発性内分泌腫瘍（multiple endocrine neoplasia；MEN）という。MEN 1型は下垂体腫瘍、副甲状腺過形成、機能性膵島腫瘍が合併する。MEN 2型（シップル症候群）は甲状腺髄様がん、副甲状腺過形成、褐色細胞腫が合併する。

図13.5 副腎皮質腫瘍

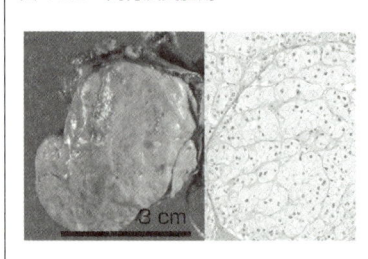

原発性アルドステロン症（皮質腺腫）　　副腎がん（正常副腎との比較）

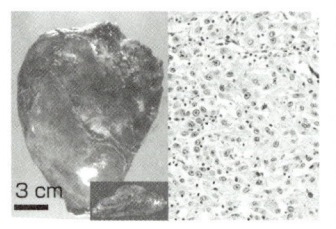

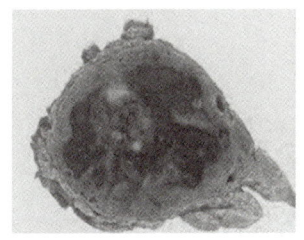

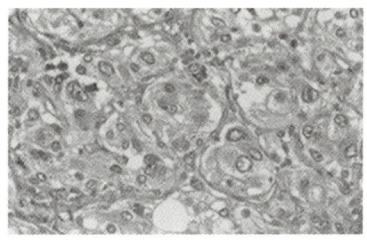

図 13.6　副腎髄質腫瘍

褐色細胞腫
(左：腫瘍辺縁に副腎皮質が圧排されている。右：褐色の細顆粒を有する細胞。血管網が発達する)

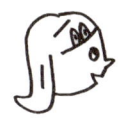

> そのほかのホルモンに関連する病態を下の表にまとめました

表 13.1　いろいろなホルモンに関連する病態および疾患

ホルモン	分泌臓器	生理作用	病的状態・疾患
ナトリウム利尿ペプチド（ANP、BNP）	心房 脳	ナトリウム利尿作用 血圧降下作用	心不全で上昇する（心不全の指標）
エリスロポエチン	腎	赤血球の造血因子	慢性腎不全で欠乏し、腎性貧血になる
エストロゲン	卵巣 副腎	子宮内膜増生 乳腺の成長 LDL↓、HDL↑	肝硬変で不活化されず、女性化乳房。抗動脈硬化作用
ガストリン	胃 十二指腸	胃酸分泌促進	膵ランゲルハンス島のガストリノーマによる、ゾリンジャー・エリソン症候群（p.106参照）

3．副甲状腺および副腎の疾患

❹ ランゲルハンス島（膵島）の疾患

［ランゲルハンス島］（図 13.7）

◆**インスリン**：β細胞で産生され、血糖を下げる唯一のホルモンである

肝臓や骨格筋にグルコースを消費させ血糖を下げる。脂肪蓄積作用もある。

◆**血糖値の維持**：血糖値を上昇させるグルカゴン（α細胞から分泌）と、インスリンにより一定に保たれている。

［糖尿病］

◆**糖尿病の病態**：インスリンの作用不全により糖、蛋白質、脂質の代謝異常をきたす全身疾患である。

血糖値が上昇し、尿に糖が排泄されるようになる。多尿（糖による浸透圧利尿による）、口渇と多飲が生じる。発病には複数の遺伝子異常と、ウイルス感染や肥満、運動不足などの環境因子が関係する。生活習慣病の1疾患。また、メタボリックシンドロームには多数の糖尿病予備群が含まれる。

◆**糖尿病は1型、2型、二次性（原因が分かっているもの）に分けられる（表13.2、図13.8）。**

①**1型糖尿病**：若年で発症し肥満とは関係ない。自己免疫機序によりβ細胞が破壊され、インスリンが絶対的に不足する。糖の代わりに脂肪をエネルギーとして消費し、ケトント体を生じるためケトアシドーシスになりやすい。昏睡状態となると重篤である。治療にはインスリンの自己注射が必須である。

②**2型糖尿病**：糖尿病の約95％を占める。遺伝的素因がより強く関与し、中年以降の肥満者に多く発症する。インスリンの作用低下により、標的細胞がグルコースを細胞内に取り入れられなくなる（インスリン抵抗性という）。インスリン受容体の減少や機能不全などが原因である。症状は比較的穏やかで、治療は食事・運動療法と血糖降下薬の服用。重篤な場合にはインスリン注射が必要となる。膵臓のランゲルハンス島のβ細胞がよく保たれている点が、1型糖尿病と大きく異なる。ランゲルハンス島内にアミロイドが沈着していることがある。

③**二次性糖尿病**：膵臓疾患では、慢性膵炎や膵臓がんなどにより膵島が破壊されて生じる。血糖を上昇させるホルモンが関係する疾患として褐色細胞腫、末

端肥大症、**クッシング症候群**などがある。**妊娠**に伴い糖尿病状態となることがあり、巨大児出産の原因になる（妊娠期糖尿病）。

図 13.7　ランゲルハンス島（インスリンとグルカゴンの免疫染色）

腺房細胞に囲まれている　　　β細胞（インスリン）　　　α細胞（グルカゴン）

表 13.2　1型と2型糖尿病の違い

型	ランゲルハンス島	インスリンの不足	発症時期	体格	治療	遺伝傾向
1型	β細胞消失	絶対的	小児期	普通〜やせ	インスリン自己注射	なし
2型	アミロイド沈着、萎縮〜過形成	相対的	成人	肥満	運動・食事療法、血糖降下薬	あり

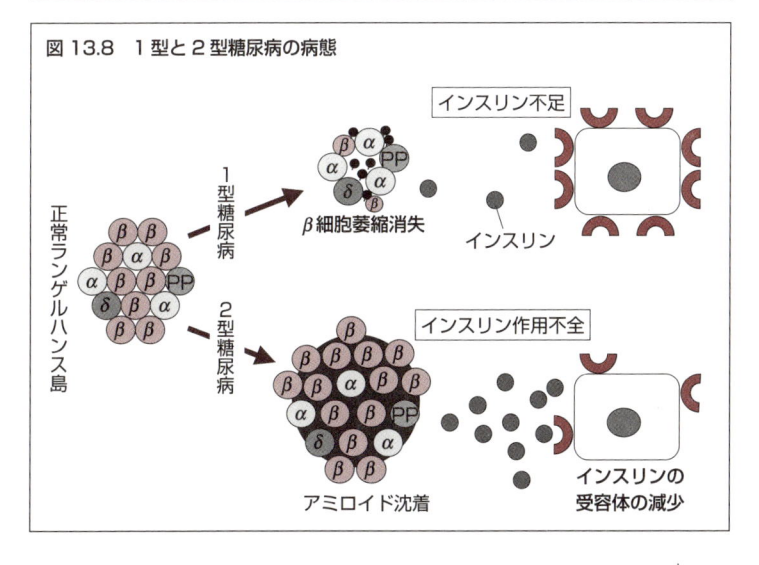

図 13.8　1型と2型糖尿病の病態

4．ランゲルハンス島（膵島）の疾患

◆糖尿病の合併症（図13.9）

　高血糖のためグルコースが血管の蛋白質と結合し、毛細血管や細小動脈に動脈硬化症を生じる。微小血管障害と呼ばれ、それによる糖尿病性3大合併症が腎症、網膜症、末梢神経障害である。

　成人における血液透析患者や失明者の原因疾患の1位は、糖尿病性腎症と糖尿病性網膜症である。中型から大型の動脈に粥状動脈硬化症を生じ、狭心症・心筋梗塞（冠状動脈）や脳梗塞、下肢閉塞性動脈硬化症を合併しやすい。また、免疫能が低下しているため肺炎や腎盂炎などの感染症になりやすく、下肢・足・足趾では微小な外傷で壊疽を発症しやすい。難治性でしばしば切断術を余儀なくされる。

　糖尿病に伴う昏睡には、高血糖状態を背景に生じる1型糖尿病に多いケトアシドーシス性昏睡と、2型糖尿病に多い非ケトン性高浸透圧性昏睡がある。逆に、治療中の血糖降下薬やインスリン投与に伴って低血糖となり、低血糖性昏睡をひき起こすことがある。

［腫瘍］

◆島細胞腫瘍：ランゲルハンス島由来の膵内分泌腫瘍で、機能性腫瘍である。

　インスリノーマはβ細胞由来の良性腫瘍で、インスリン過分泌により低血糖発作をきたし、不穏状態や意識障害を伴う。グルカゴノーマは良性腫瘍で、多くは無症候性で高血糖症状はまれである。ガストリノーマは膵島細胞腫瘍が異所性にガストリンを過剰に産生し、しばしば肝臓に転移する悪性腫瘍である。大量の胃酸分泌を促し多発性の難治性消化性潰瘍と下痢を生じると、ゾリンジャー・エリソン症候群と呼ばれる。

図13.10　膵内分泌腫瘍（グルカゴノーマ）

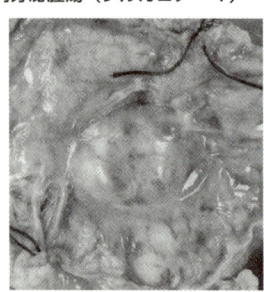

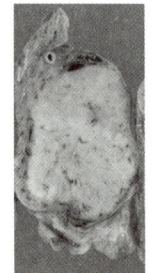

肉眼像：膵臓中部の境界明瞭な桃褐色調の腫瘤

図 13.9 糖尿病性血管障害による合併症

【糖尿病性網膜症（眼底写真）】

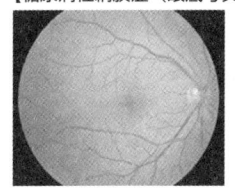

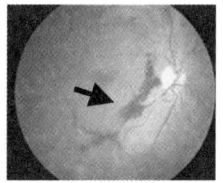

左：正常、右：網膜症　血管が減少し細い。出血（↑）

【糖尿病性壊疽】

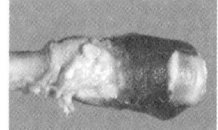

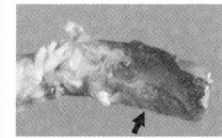

第2足趾（黒変し足底部は潰瘍になっている↑。
末梢神経障害のため、痛みを感じず傷に気付かない）

【糖尿病性腎症】

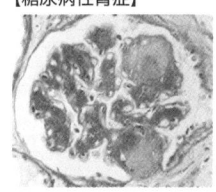

腎糸球体の結節性病変

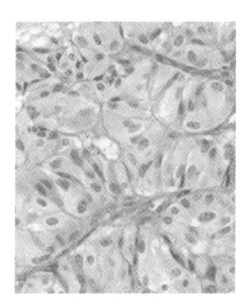

リボン状細胞配列　　　グルカゴン陽性

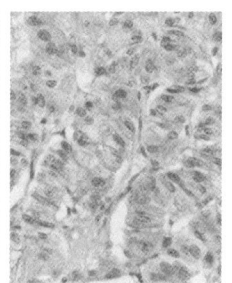

4．ランゲルハンス島（膵島）の疾患

CHAPTER 14 神経系の疾患

神経は脳、脊髄からなる中枢神経と神経線維と神経叢からなる末梢神経に分けられる。基本的にはニューロンと呼ばれる長い神経線維を持つ神経細胞と支持組織である膠細胞によって構成されている。

❶ 中枢神経の外傷と循環障害

わが国では、脳血管障害は悪性新生物に次いで死因の2位を占める。

◆脳膜の外傷性出血：脳膜は外側から硬膜、クモ膜、軟膜からなる

硬膜外と硬膜下の出血は局所で収まることが多いが、クモ膜下出血はびまん性に広がって止血しにくく、重篤な結果をもたらすことが多い（図14.1）。

◆脳実質の外傷：受傷部の反対側にも傷害。反跳巣（図14.2）。

脳実質の座礁は、再生が困難で、壊死、融解に陥ることが多い。

◆非外傷性脳出血：血管の奇形や高血圧、動脈硬化による

[クモ膜下出血]：先天性動脈瘤の破綻によるものが多い。ほかに動脈硬化、動静脈瘤による。速やかに拡大して脳圧亢進をきたす。

[脳内出血]：高血圧によるものが大半で、脳実質、特に脳幹部に生じ、大量出血は脳質への穿破、脳ヘルニア等重篤な病変をきたす（図14.3）。

◆脳梗塞：動脈硬化や血栓で動脈の閉塞や狭窄が起きる

貧血性（乏血性）と出血性があり。

①**貧血性梗塞**：内頚動脈や中大脳動脈の動脈硬化症、他の部分からの血栓や塞栓の飛び火などで生じる。梗塞部分は融解壊死に陥り、脳軟化症を呈する。

②**出血性梗塞**：血管の豊富な灰白質に多く見られる。出血と壊死で、肉眼的に赤褐色を呈する。

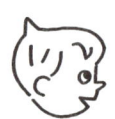

> 頭の右側を強く打つと、脳が左側の頭蓋骨にぶつかって、左側に、より重度の障害を受けることがあります。
> 反跳巣っていいます

図 14.1 脳膜の出血

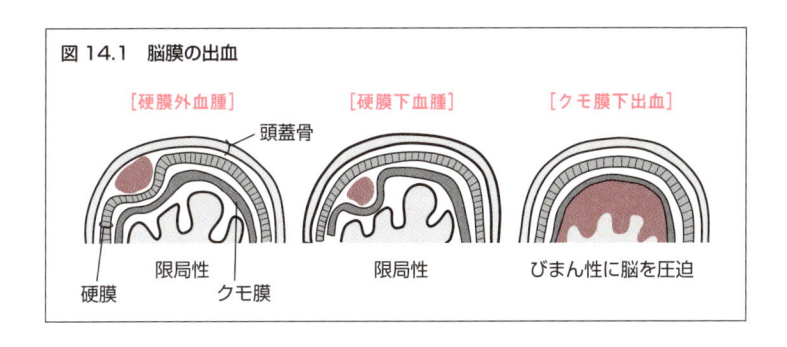

[硬膜外血腫]　[硬膜下血腫]　[クモ膜下出血]

頭蓋骨

硬膜　限局性　クモ膜　　限局性　　びまん性に脳を圧迫

図 14.2 反跳巣

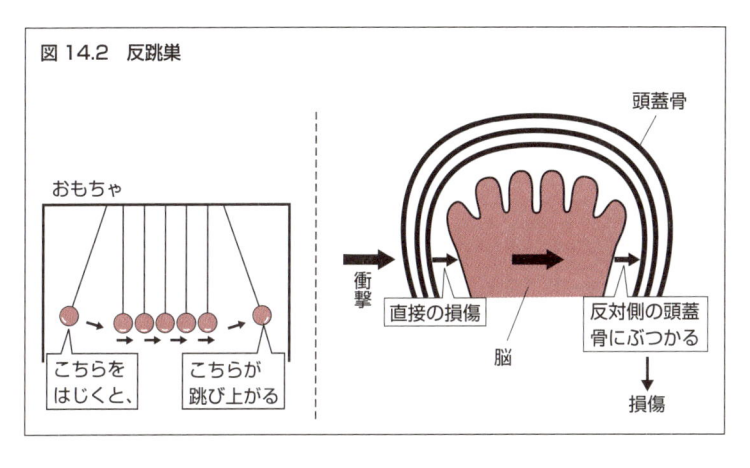

おもちゃ

こちらをはじくと、　こちらが跳び上がる

頭蓋骨

衝撃　直接の損傷　脳　反対側の頭蓋骨にぶつかる　→　損傷

図 14.3 脳内出血

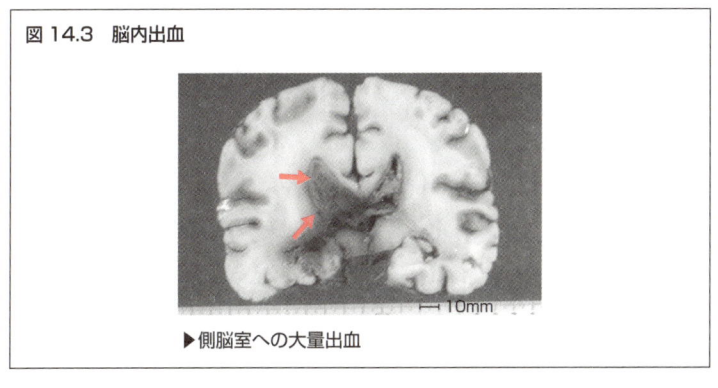

⊢ 10mm

▶側脳室への大量出血

1. 中枢神経の外傷と循環障害

❷ 中枢神経の炎症と変性疾患

◆**髄膜炎**：後遺症を残す

　髄膜炎菌、ブドウ球菌、連鎖球菌などの感染で生じる。治癒しても髄膜の肥厚や癒着によって、精神神経障害の後遺症を残すことがある。

◆**ウイルス感染症**：中枢神経に親和性のあるウイルスがある

[日本脳炎]：牛や馬などの家畜の体内で増殖したウイルスが、蚊を媒介としてヒトに感染、大脳、脊髄（図14.4）を侵し、重篤な結果をもたらす。

[ポリオ（急性脊髄前角炎、ハイネ・メディン病）]：エンテロウイルスが経口感染して脊髄前角の神経細胞を傷害して、運動麻痺を生じる。呼吸障害をきたす。

[狂犬病]：狂犬病ウイルスに感染したイヌやキツネの咬傷からヒトに感染、脳幹部を侵す。特徴的なネグリ小体が見られる。

◆**脱髄疾患**：髄鞘が壊れる

　髄鞘の崩壊（図14.5）とグリアの増生がみられる。原因不明の多発硬化症、先天性の酵素欠損による白質異栄養症、キノホルムによるスモンなどがある。

◆**アルツハイマー病**：近年、若年性アルツハイマー病が増加

　進行性の失語、失行、失認を生じ、最終的には比較的早期に認知症に陥る原因不明の疾患。脳の萎縮、老人斑の出現、アルツハイマー原線維（膨化屈曲した神経原線維）が見られる。

◆**認知症（老年痴呆）**：物忘れや怒りっぽくなる

　老化とともに軽度の認知障害や人格の変化をきたす場合をいう。脳は軽度の萎縮、脳室の拡大とともにリポフスチンの沈着が見られる。アルツハイマー病と同様の所見も見られるが、進行は比較的緩やかである。

◆**パーキンソン病**：レヴィ小体の出現

　錐体外路系の障害により、振戦、筋強直、無動症などを呈する。脳は、黒質のメラニンの変性脱落と、好酸性のレヴィ小体の出現が見られる。

図 14.4 脊髄の断面

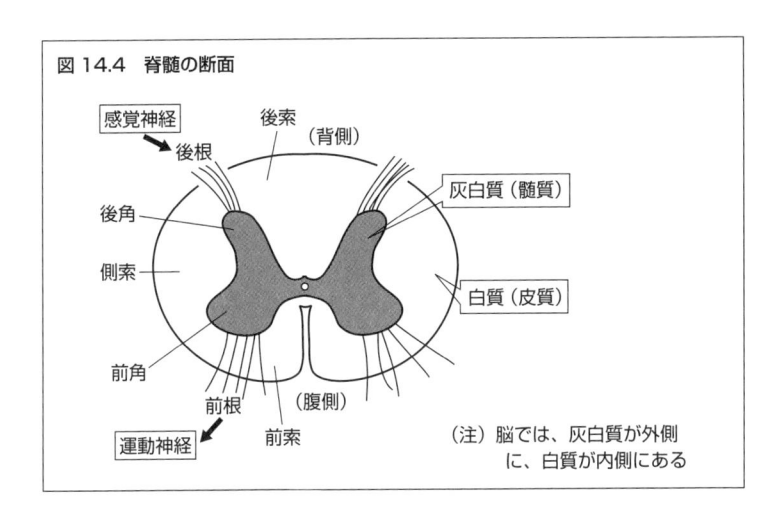

- 感覚神経 → 後根
- 後索（背側）
- 後角
- 側索
- 前角
- 前根
- 前索
- （腹側）
- 運動神経
- 灰白質（髄質）
- 白質（皮質）

（注）脳では、灰白質が外側に、白質が内側にある

図 14.5 脱髄疾患

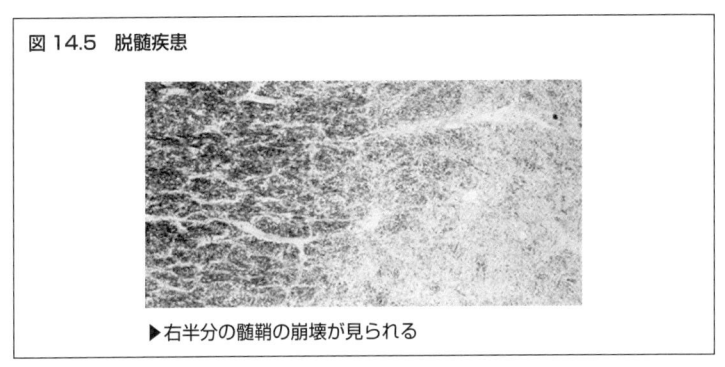

▶右半分の髄鞘の崩壊が見られる

2．中枢神経の炎症と変性疾患

❸ 中枢神経の腫瘍

　脳腫瘍は、生物学的に悪性度が低くても、また、ごく小さな腫瘍でも、出現する部位によっては、重篤な結果を招くことがある。

◆神経膠腫（こうしゅ）：神経組織のいわば間質の膠細胞由来。約 40％を占める

[星状膠細胞腫]：複数の突起を持つ星状細胞に類似した腫瘍細胞からなる。生物学的に良性で、成人では大脳、小児では小脳に好発する。

[乏突起膠細胞腫]：基本的に 1 つの突起が見られる腫瘍細胞が増殖し、時に脳室内に充満することがある。石灰の沈着を伴う。

[脳室上衣腫]：繊毛を持つ脳室上衣細胞類似の腫瘍細胞が、特有のロゼット配列をなして増殖する。小児に多くみられる。

[多型膠芽細胞腫]：成人に見られる細胞異型、構造異型の高度な腫瘍で、悪性腫瘍の形態を示し、出血壊死傾向が見られ浸潤性増殖や再発を起こす。最も予後の悪い脳腫瘍である（図 14.6）。

[髄芽（細胞）腫]：小児に見られる悪性腫瘍で、小脳に好発する。小型、円形の未分化な腫瘍細胞が密に増殖する。

◆髄膜腫：成人女性に多い

　膠細胞腫に次いで多く見られる脳腫瘍で、髄膜細胞類似の腫瘍細胞が膨脹性に緩慢に増殖する。組織学的に髄膜細胞型、線維型、血管腫型に分類される。

◆神経鞘腫（しょうしゅ）：末梢神経では全身どこにでも出現する

　脳では大半が第 8 脳神経（聴神経）から発生する。シュワン細胞由来の腫瘍で、紡錘形の腫瘍細胞が柵状配列（図 14.7、アントニー A 型）やびまん性配列（アントニー B 型）で増殖する。

◆転移性脳腫瘍：肺がん、乳がん、前立腺がんなどから転移

　脳は血行量が多いため、他臓器からの転移を受けやすい。

図 14.6 多型膠芽細胞腫

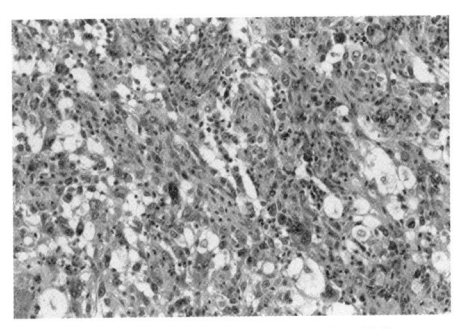

▶多型、異型を示す膠芽細胞腫細胞が密に増生している

図 14.7 神経鞘腫

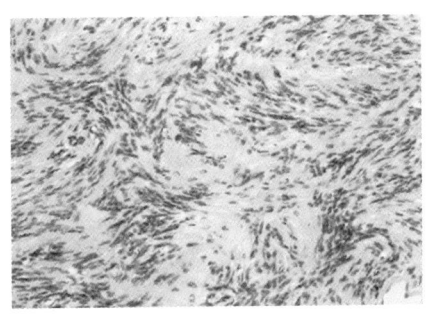

▶柵状、または観兵状配列（丘の上に兵隊さんが1列に並んで、進撃しようとしている様子）を示して増生している

3．中枢神経の腫瘍

CHAPTER 15 腎臓の疾患

糸球体腎炎はさまざまな免疫機序で引き起こされる。全身疾患の糖尿病、膠原病、高血圧の合併症が糸球体病変として生じ予後を左右する。内分泌臓器として骨代謝や造血、血圧調整に関わっている。

① 先天異常（図15.1）

◆**馬蹄腎**：左右の腎下極が融合し、馬蹄型を成す。
◆**多発性嚢胞腎**：常染色体優勢遺伝で、成人で発症する。
　皮質・髄質が多数の嚢胞で置換されて腫大し、1kgに達する。腎不全となり透析となる。

② 腎単位の疾患

［腎単位の機能と構造（図15.2）］

◆**腎単位（ネフロン）は、糸球体とそれに続く尿細管からなる。**
◆**糸球体はボーマン嚢に包まれている。**
◆**糸球体で血液が濾過され（原尿）、尿細管で水、ナトリウム、ブドウ糖などが再吸収されて、残りが尿となり、排泄される。**

［炎症性の糸球体病変（図15.3、図15.4）］

◆**急性糸球体腎炎**
[溶連菌感染後糸球体腎炎]：子どもや若年成人に多い。A群β溶血性連鎖球菌感染による上気道炎発症から、1〜2週間後に、血尿、浮腫、高血圧で発症する。Ⅲ型アレルギーが原因である。血清ASLO値が上昇する。
[急性進行性（半月体形成性）糸球体腎炎]：発症から数週〜数か月で腎不全となり予後不良。ボウマン嚢に半月体形成が見られる。

図 15.1 腎奇形

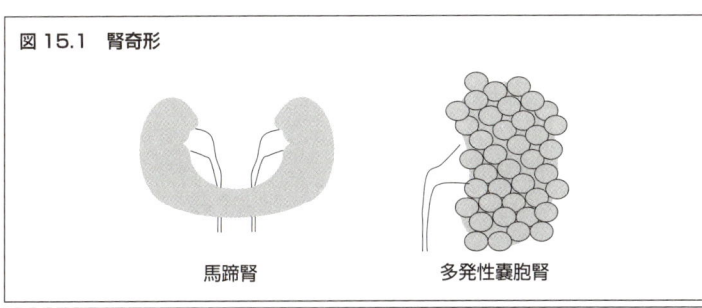

馬蹄腎

多発性嚢胞腎

図 15.2 腎単位（ネフロン）

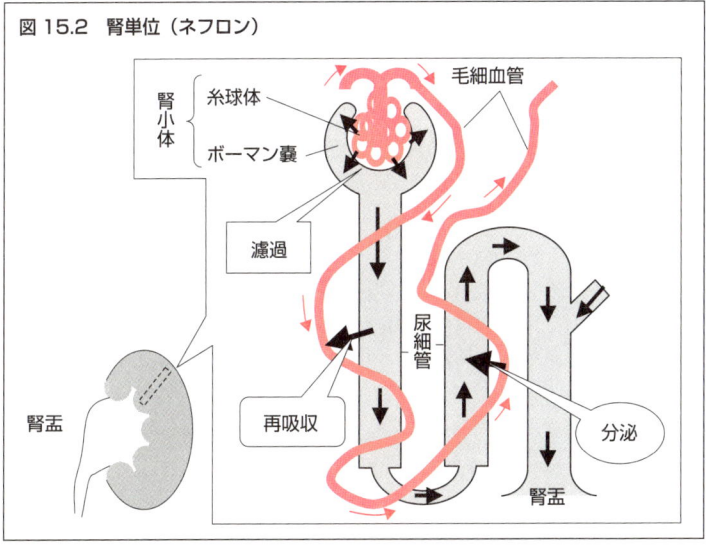

腎小体 ｛ 糸球体 / ボーマン嚢

毛細血管

濾過

再吸収

尿細管

分泌

腎盂

腎盂

図 15.3 腎炎の病理組織像

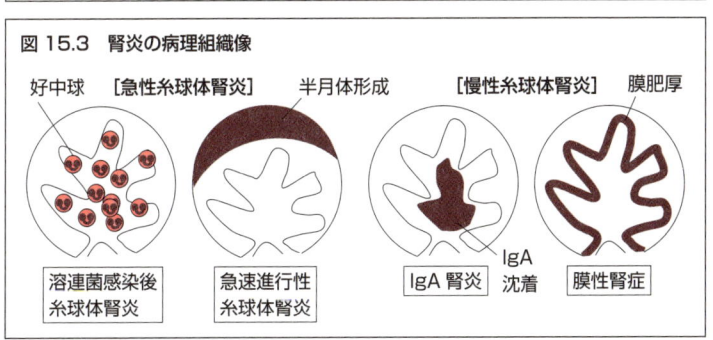

好中球　［急性糸球体腎炎］　半月体形成　［慢性糸球体腎炎］　膜肥厚

溶連菌感染後糸球体腎炎

急速進行性糸球体腎炎

IgA腎炎　IgA沈着

膜性腎症

2．腎単位の疾患

◆**慢性糸球体腎炎**

[**IgA腎症**]：日本人成人に多く、検診で発見されることが多い。慢性糸球体腎炎の代表的疾患。軽い血尿で発症する。メサンギウム細胞に IgA が沈着。血中 IgA 値も高い。

[**膜性増殖性糸球体腎炎**]：血尿とネフローゼ症候群を伴う。青年期に発症。低い補体値が特徴。糸球体に IgM や補体が沈着し腫大する。

[**膜性腎症**]：成人のネフローゼ症候群の代表的疾患。免疫複合体が糸球体の毛細血管に沈着し、膜のように肥厚する。

[**微小変化群（ルポイドネフローゼ）**]：子どものネフローゼ症候群に多い。糸球体の変化が非常に軽微。ステロイド治療が効き、予後はよい。

［全身疾患に伴う糸球体病変（図15.5）］

◆**糖尿病性腎症**：糖尿病三大合併症（腎症、網膜症、末梢神経症）の１つ。

　細小動脈（糸球体）硬化症による微小循環障害が原因である。糸球体の結節状硬化像（キンメルスティール・ウィルソン病変）を特徴とする。慢性腎不全から透析となる原因疾患で最も多い。

◆**ループス腎炎**：若い女性に多い自己免疫疾患の全身性エリテマトーデス（SLE）に合併し、腎炎の程度が予後を左右する。

　糸球体に免疫複合体が沈着し、針金状となるワイヤーループ病変が見られる。

◆**アミロイド腎**：全身性アミロイドーシスに合併し、慢性腎不全を発症する。治療法はなく予後不良。

　特に、多発性骨髄腫に伴う病変は免疫グロブリンやベンス・ジョーンズ蛋白由来のアミロイドが沈着し、骨髄腫腎と呼ばれる。

［臨床像から重要な糸球体の病変群］

◆**ネフローゼ症候群**

　なんらかの原因で糸球体が障害を受け、①高度の蛋白尿（3.5 g/日以上、主にアルブミン）のために、②低蛋白血症となり、③浮腫を生じる。また、④高コレステロール血症を伴う。小児では微小変化群、成人では膜性腎症が代表疾患である（**図15.4**）。

［尿細管病変］

◆**急性尿細管壊死**（図15.6）：急性腎不全の主な原因で、一過性の乏尿と急激な BUN の上昇を示す。

図15.4 血尿と蛋白尿

腎炎症候群（血尿）　　　　　　　　ネフローゼ症候群（蛋白尿）

| 急性糸球体腎炎 | 膜性増殖性糸球体腎炎 | 微小変化群
膜性腎症 |
| IgA腎症 | ループス腎炎 | 糖尿病性腎症
腎アミロイドーシス |

➡ IgA腎症以外の慢性腎炎は、ネフローゼ症候群をきたす

図15.5 全身疾患に伴う腎病変

メサンギウム（間質）の病変　　　糸球体の血管壁の病変

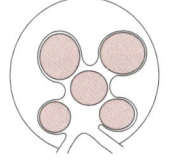

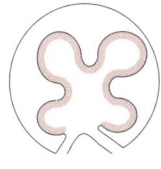

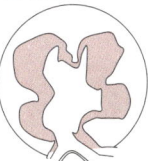

糖尿病性腎症　　　ループス腎炎　　　アミロイド腎

図15.6 急性尿細管壊死（急性腎不全）

メモ　腎不全

急性腎不全は近位尿細管壊死とほぼ同義語で、尿細管上皮細胞の壊死で再生治癒するが（可逆性）、慢性腎不全は糸球体、つまり毛細血管の硬化であり再生しない（不可逆性）。

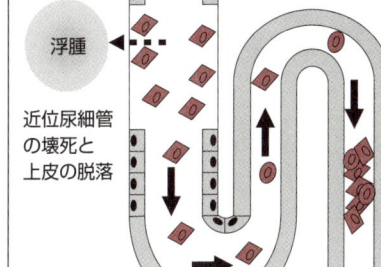

浮腫

近位尿細管の壊死と上皮の脱落

遠位尿細管に、壊死剥離した上皮が溜まる（上皮円柱）

岡田英吉：『病理学』図解ワンポイントシリーズ3（医学芸術社）より改変

[**虚血**]：重症の火傷・外傷、敗血症による急激な腎血流減少（ショック状態）
[**腎毒性物**]：四塩化炭素、鉛、水銀、治療薬剤（抗生剤、抗がん剤…）などが原因である。近位尿細管は3〜4週間で再生し、再び尿を産生する。

◆**痛風腎**

痛風では、高尿酸血症のため、尿細管や間質に沈着し障害を生じる。遠位尿細管から腎乳頭間質では酸性環境のため、尿酸塩として析出する。

❸ 慢性腎不全と尿毒症

◆**慢性腎不全**

●慢性腎炎、糖尿病、高血圧症、水腎症などの原因により、徐々に腎小体や尿細管の破壊が進み、血液中の水分、電解質、老廃物が正常に濾過・排泄されなくなった状態である。浮腫、アシドーシスを生じる。

腎臓機能の指標であるBUNと血清クレアチニンが上昇する。

●近位尿細管と周囲間質が壊れるため、ビタミンDが活性化されず骨粗鬆症が起こり、エリスロポエチンの分泌が低下し赤血球産生が減少し貧血になる。

[**尿毒症**]：末期慢性腎不全では尿毒症状態となる。尿毒症とは、本来は尿として排泄される代謝産物や毒素が体内に蓄積するために、さまざまなホルモン異常・代謝異常・全身臓器の機能異常をひき起こす。心不全、肺水腫、昏睡など全身症状を起こす。

●腎小体は「再生しない」ので、末期に腹膜・血液透析あるいは腎移植が必要となる。

❹ 高血圧症と腎

◆**良性腎硬化症**

本態性高血圧症に伴い中年以降に起こる。長期間続く高血圧のため腎臓の細動脈の硬化症を伴い、皮質に糸球体の萎縮・硬化像が散在する。腎臓は小さく萎縮し表面は顆粒状になるが、腎機能は正常に保たれる。

◆**悪性腎硬化症**

悪性本態性高血圧症に合併する。降圧剤が効きにくく、発病後数年以内に腎不全や脳出血をきたす。まれな疾患である。

◆**腎血管性高血圧症**

腎動脈の狭窄などで腎血流が減少すると、傍糸球体装置から**レニン**というホルモンが分泌され、肺でアンギオテンシンを増加させて血圧を上昇させ（レニン-アンギオテンシン系）、腎血流量を保とうとする。腎動脈の**粥状硬化症**のことが多い。

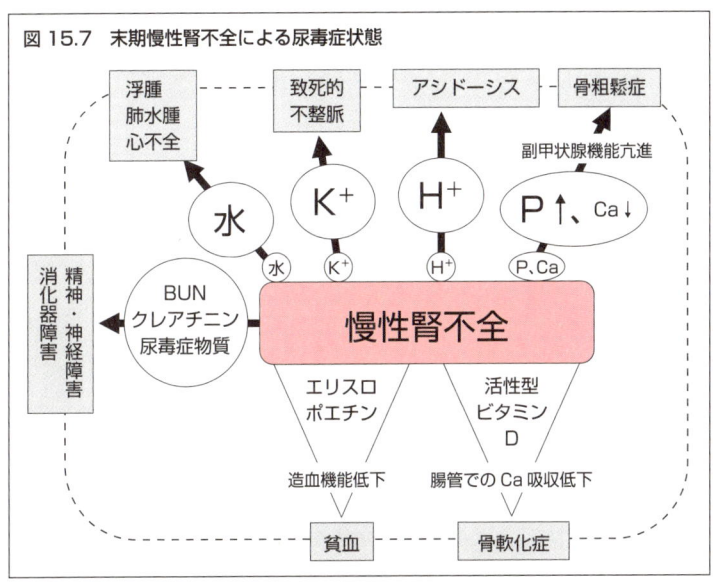

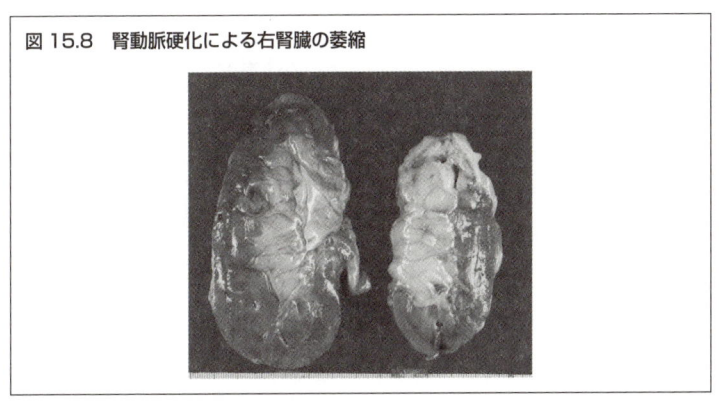

図 15.7　末期慢性腎不全による尿毒症状態

図 15.8　腎動脈硬化による右腎臓の萎縮

❺ 腎臓腫瘍と膀胱、尿路の病変

(図 15.9)

[腎臓、尿路、膀胱腫瘍]

◆**腎細胞がん（グラビッツ腫瘍）**：大人の腎がん。臨床症状に乏しく、他臓器がんの転移巣の検索や人間ドックなどで偶然に発見されることが多い。腎皮質に発生する黄色の出血性腫瘍で（**図 15.10**）、淡明な腫瘍細胞からなる。転移は肺に多い。

◆**腎芽腫（ウィルムス腫瘍）**：小児の腎がん。急速に大きくなり、腹部の半分を占める状態で発見されることもある。近年は治療成績がよくなっている。

◆**腎盂・尿管腫瘍**：乳頭腫や、尿路上皮がん（普通は移行上皮がん）が発生する。尿管内腔にポリープ状に増殖するので（**図 15.10**）、水腎症にて発見されることが多い。

◆**膀胱腫瘍**：乳頭腫や尿路上皮がんが発生する。喫煙やアニリン色素などの化学物質が危険因子で、染料工場の作業員の職業がんとしても有名である。血尿を伴う。尿細胞診検査が診断に有効である。

[尿路の病変]

◆**尿路感染症**：尿路結石や腫瘍、前立腺肥大や前立腺がんによる物理的原因や神経因性膀胱（脊髄損傷、脳血管障害、糖尿病）などの機能的原因による尿路の通過障害によって生じる。停滞した尿には大腸菌が繁殖しやすい。女性は外尿道が短いので罹患しやすい。

膀胱炎は女性に多く、頻尿、排尿時痛、残尿感を訴える。通常は発熱しない。繰り返して慢性化しやすい。急性腎盂腎炎は発熱・腰痛で発症する。大きな子宮が尿管を圧迫するため、妊婦に多い。慢性腎盂腎炎は長期に繰り返す炎症のために腎の破壊萎縮と腎機能低下を生じる。

◆**腎盂・尿管結石**：腎盂の結石が、尿管に落ち込み発症する。血尿、仙痛発作（移動性で激烈）、結石の排出が3特徴である。

◆**水腎症**：腫瘍や結石、前立腺肥大などで尿管が狭窄・閉塞し、尿が溜まって腎盂・尿管が拡張する。慢性化すると腎実質は萎縮する。

> **メモ** BCG療法（BCG局所免疫療法）

BCGを膀胱内に注入し、リンパ球や組織球に膀胱内で免疫応答による炎症を生じさせる。結果としてがんを攻撃することを利用した治療法。上皮内がんは80〜90%治療される。表在性がんでは経尿道的内視鏡治療後に併用して行う。

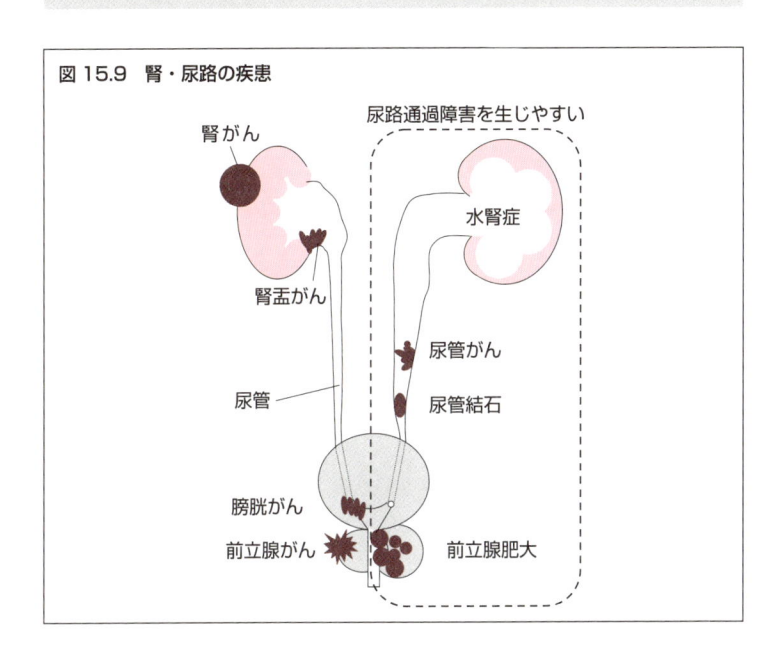

図15.9　腎・尿路の疾患

- 腎がん
- 腎盂がん
- 尿管
- 膀胱がん
- 前立腺がん
- 水腎症
- 尿管がん
- 尿管結石
- 前立腺肥大

尿路通過障害を生じやすい

図15.10　腎細胞がんと尿管がんの肉眼像

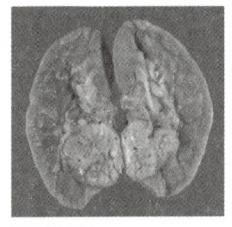

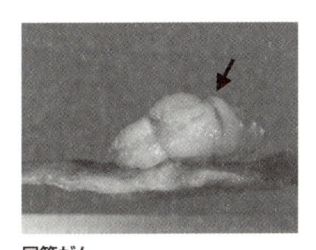

腎細胞がん
（皮質に境界明瞭な灰黄色調腫瘤）

尿管がん
（ポリープ状発育⬆。尿管を閉塞し、軽度の水腎症をきたした）

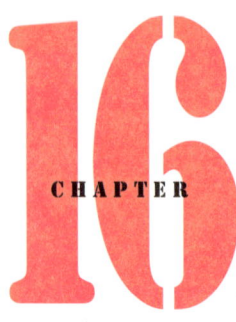

CHAPTER 16 生殖器および乳腺の疾患

精巣腫瘍は大部分が胚細胞由来の悪性腫瘍であり、卵巣腫瘍のほとんどが良性腫瘍であるのと大きく異なる。乳がんは画像診断の進歩と検診の普及により早期発見例が増加している。

❶ 男性生殖器の疾患

［精巣の疾患］（図 16.1）

◆**睾丸腫瘍：20 歳代から 40 歳代に多く、大部分が胚細胞由来**

セミノーマ（**精上皮腫**）が 40 ～ 50% と最多である。片側睾丸の無痛性の腫大で気づかれ、ソフトボール大にもなる。低悪性度で化学療法が奏功し予後は良好である。**停留睾丸**に続発しやすい。

その他に**胎児性がん**、**卵黄嚢腫瘍**（AFP 産生）、**絨毛がん**（HCG 産生）、**奇形腫**が発生し、セミノーマの一成分として合併することがある。絨毛がんは悪性度が非常に高い。

［前立腺の疾患］（図 16.2）

◆**前立腺肥大症：高齢者に必発し、男性ホルモンが関係している**

加齢とともに**過形成**となった前立腺（尿道周囲の内腺部分が主に肥大する）が、尿道を強く圧迫するため**排尿障害**（頻尿、夜間に何度も尿意がある、尿が出にくい、残尿感、失禁、尿閉）が生じる。膀胱炎の原因ともなる。経尿道的前立腺切除術（**TUR-P**）で治療される。

◆**前立腺がん：50 歳以上に好発し増加傾向にある**

前立腺辺縁の外腺部分からの発生が多い腺がんで、**前立腺特異抗原**（PSA）を産生し腫瘍マーカーとして用いられる。無症状のことが多いが、骨転移を起こしやすく、腰痛などで脊椎骨や骨盤骨の**転移巣から発見**されることもある。**アンドロゲン（男性ホルモン）依存性腫瘍**のため内分泌療法が有効で、ときには両側精巣摘出が行われる。予後は比較的良好である。

図 16.1 精巣腫瘍年齢分布

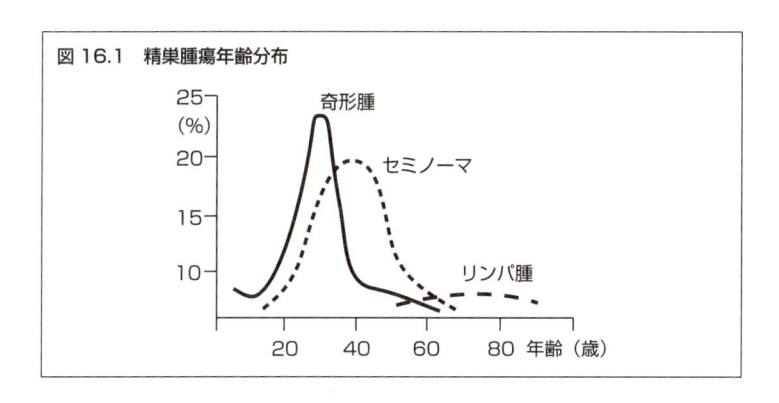

図 16.2 前立腺肥大と前立腺がん

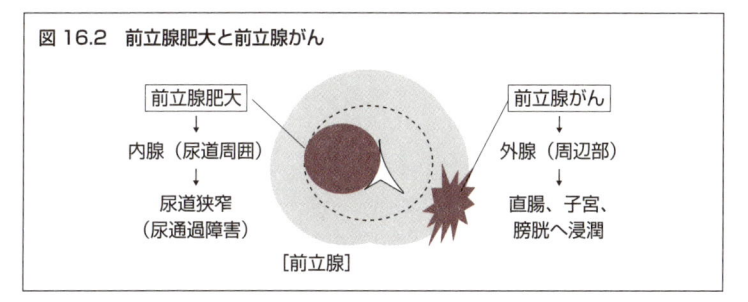

前立腺肥大
↓
内腺（尿道周囲）
↓
尿道狭窄
（尿通過障害）

前立腺がん
↓
外腺（周辺部）
↓
直腸、子宮、
膀胱へ浸潤

［前立腺］

図 16.3 精巣セミノーマと前立腺がん

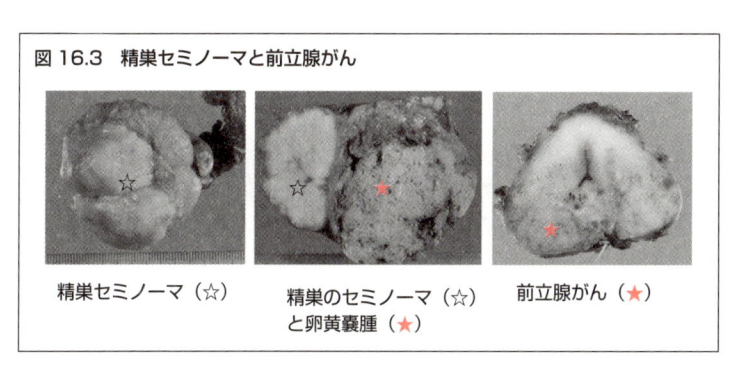

精巣セミノーマ（☆）

精巣のセミノーマ（☆）
と卵黄嚢腫（★）

前立腺がん（★）

1．男性生殖器の疾患

❷ 女性生殖器の疾患

（図16.4）

［子宮頚部］

◆前がん状態：頚部扁平上皮の異形成

性行為によるヒトパピローマウイルス（ヒト乳頭腫ウイルス；HPV）感染により、扁平上皮にはコイロサイトーシスが出現する。感染が持続すると上皮は軽度から中等度異形成と進み、一部は高度異形成からがんへ進展する（図16.5）。20歳代前半からの子宮がん検診（子宮頚部細胞診スクリーニング）が非常に有効であり、早期発見・治療のため推奨されている。

◆子宮頚部がん：大部分が扁平上皮がん

［上皮内がん（CIS）］：浸潤していないがんで、子宮頚部異形成が高度となり発生する。治療でほぼ治癒する。30〜40歳代に最も多いが、最近では20歳代の発症が増加している。性行為開始年齢の低下が原因である。

［微小浸潤がん］：浸潤が上皮から5 mm未満のがんをいい、転移がない場合には予後は良好で、5年生存率は90％以上である。

［子宮頚がん（浸潤がん）］：40〜50歳代に多い。症状は性行為中の出血やおりもの（帯下）などで、早期には無症状である。大部分が扁平上皮がんで、腺がんは5％程度。治療は放射線治療と手術である。

［子宮体部］

◆良性病変

［子宮内膜症（子宮腺筋症）］：子宮内膜組織が子宮筋層に陥入して増殖し、筋層はびまん性・境界不明瞭に腫大する（p.126「チョコレート嚢胞」参照）。

［子宮内膜増殖症（図16.6）］：エストロゲンの過剰刺激により内膜が増殖した状態。不正出血や不妊症の原因として多い。大部分は良性であるが、核異型を伴う複雑型異型内膜増殖症だけはがん化の危険がある。

［子宮筋腫］：最も頻度の高い子宮の腫瘍である。一部の腫瘍はエストロゲンの影響で大きくなるが、閉経後は小さくなる。悪性化はない。

◆子宮内膜がん（子宮体がん）：腺がん

50〜60歳代の閉経後女性の不正性器出血で発見されることが多い。子宮内膜から発生する腺がんで、複雑型異型内膜増殖症が先行する場合がある（図

図 16.4　子宮体部・頚部、卵巣・卵管の代表的疾患

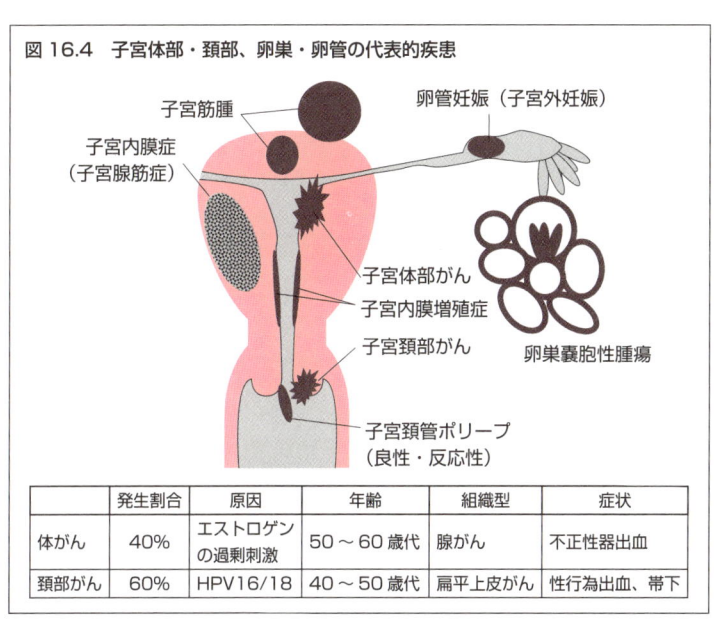

- 子宮筋腫
- 卵管妊娠（子宮外妊娠）
- 子宮内膜症（子宮腺筋症）
- 子宮体部がん
- 子宮内膜増殖症
- 子宮頚部がん
- 卵巣嚢胞性腫瘍
- 子宮頚管ポリープ（良性・反応性）

	発生割合	原因	年齢	組織型	症状
体がん	40%	エストロゲンの過剰刺激	50〜60歳代	腺がん	不正性器出血
頚部がん	60%	HPV16/18	40〜50歳代	扁平上皮がん	性行為出血、帯下

図 16.5　子宮頚部の HPV 感染と異形成

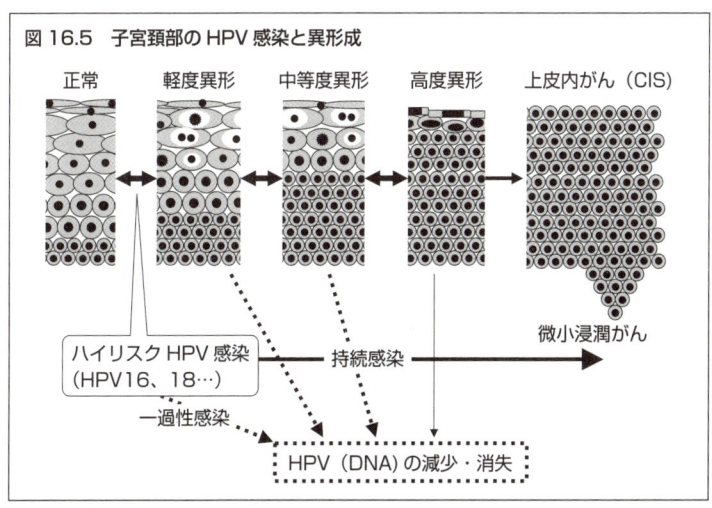

正常　軽度異形　中等度異形　高度異形　上皮内がん（CIS）

微小浸潤がん

ハイリスク HPV 感染（HPV16、18…）　持続感染

一過性感染

HPV（DNA）の減少・消失

16.6)。エストロゲンの持続的な刺激が関与しており、肥満、糖尿病、高血圧も危険因子である。厚い筋層がバリアーとなり、予後は比較的良好である。

［卵巣の疾患 (図16.7)］

◆卵巣の腫瘍：8割は良性腫瘍

表層上皮性腫瘍が3/4を占める。中年以降に多く、囊胞を形成する腫瘍が多く、上皮の種類で漿液性と粘液性に分かれ、それぞれ良性と境界悪性、悪性がある。悪性進行例ではがん性腹膜炎を起こし、大量の腹水が貯留する。

胚細胞腫瘍が残りの1/4を占め、その90%が成熟奇形腫である。若年者に多く、精巣の奇形腫と異なり悪性成分の混在は極めて少なく、良性腫瘍で、皮脂、毛髪、歯牙、表皮組織を含む。皮膚成分が多いとデルモイドチスト（類皮囊胞）と呼ばれる。精巣のセミノーマと同じ腫瘍は未分化胚細胞腫と呼ばれる。

転移性腫瘍では、クルーケンベルグ腫瘍（p.68参照）が、胃の印環細胞がんの両側の卵巣転移腫瘍として有名である。

◆卵巣の子宮内膜症（チョコレート囊胞）

子宮内膜が卵巣で月経周期とともに増殖・出血するため、黒く濃縮した血液を入れた囊胞を形成する。内膜組織は剥離脱落していることが多い。

［妊娠の異常］

◆子宮外妊娠：受精卵が子宮内膜以外の場所に着床してしまうこと。

部位は卵管膨大部が最も多く、卵巣や腹腔内のこともある。卵管では胚が成長し卵管破裂となり、腹腔内に大出血を起こす。卵巣デルモイドチストの軸捻転とともに、産婦人科領域での代表的な急性腹症である。

◆異常妊娠に伴う胎盤の疾患：血中・尿中hCGが異常高値となる

［胞状奇胎 (図16.8)］：胎盤絨毛が透明なブドウ房状になり、肉眼で診断できる。

［絨毛がん］：胞状奇胎などに続発する。出血・壊死が強く、破壊性に増殖し、血行性に肺に転移して、予後不良である。

図16.8　胞状奇胎

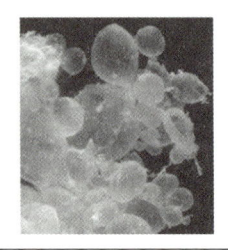

図 16.6 子宮内膜増殖症と内膜がん

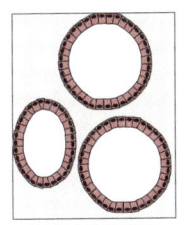

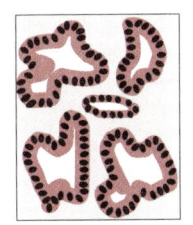

子宮内膜増殖症（単純型）　子宮内膜増殖症（複雑型異型）　子宮内膜がん

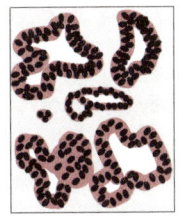

図 16.7 卵巣の疾患

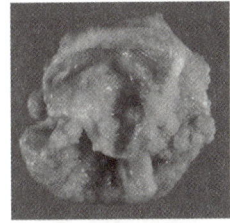

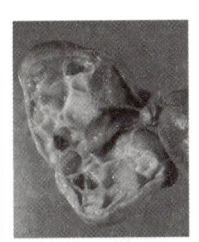

漿液性嚢胞性腫瘍　粘液性嚢胞性腫瘍

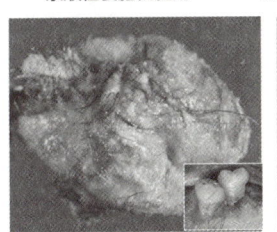

奇形腫（デルモイドチスト）
毛、皮脂、歯牙（右下）が見える
（嚢胞をひっくり返してある）

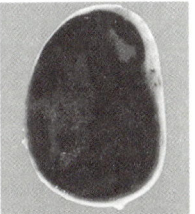

チョコレート嚢胞

> **メモ** HPV ワクチン
>
> 日本人女性の頸部異形成と頸部がんの、約 60％を占める HPV16 型・18 型に対する HPV ワクチンが発売された。性行為開始前のワクチン接種により、発がんリスクを大きく減らすことができる。全世界規模で接種された場合には、70％の頸部がんを減らせると試算されている。

2．女性生殖器の疾患

❸ 乳腺の疾患 (図16.9)

◆乳腺症：最も多い良性乳腺疾患
30〜40歳代の成熟した生殖可能年齢の女性に発生する。エストロゲンの平衡異常が、原因と考えられている。非炎症性・非腫瘍性の増殖性疾患で、多発性腫瘤性でしこりとして触れる。乳腺上皮の増生・囊胞形成・アポクリン化生・線維化が混在する。乳腺症からの発がんリスクは低い。

◆線維腺腫：若年者に多い良性腫瘍
20〜30歳代に多く、4 cm以下の境界明瞭で、ゴムのような硬さの結節状腫瘍である。乳管上皮成分と結節状に増殖した間質線維成分からなる。

◆葉状腫瘍：急速に大きく、巨大になる
線維腺腫と同様に乳管上皮と間質線維成分からなるが、線維成分の増殖が著しく、肉眼でも"葉状"が確認できることがある。多くは良性であるが、中間悪性や悪性を示す腫瘍もみられる。

図16.9 代表的な乳腺腫瘍

線維腺腫　　葉状腫瘍

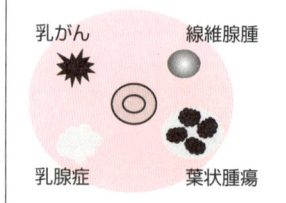

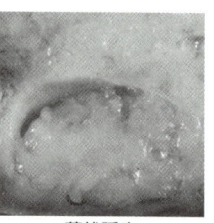

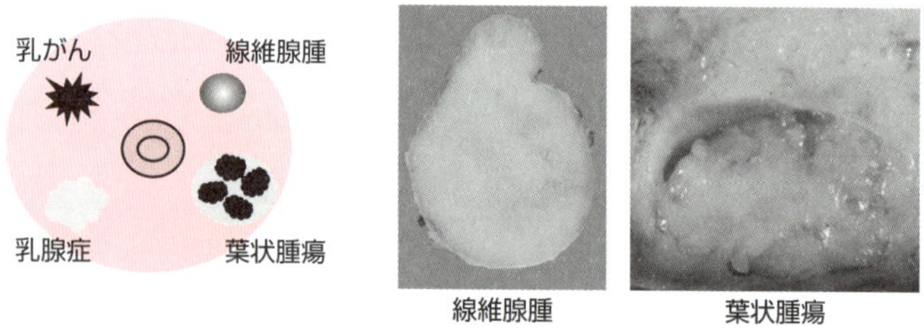

📝メモ　センチネルリンパ節
「見張り番リンパ節」の意。腫瘍がリンパ管に進入し、最初に転移するリンパ節のことで、このリンパ節に転移がなければ、他の多くのリンパ節郭清を省略でき、患者の負担を軽減できる。かつて、乳がんの標準的治療は拡大乳房切除と腋窩リンパ節郭清であったが、患者の60〜70%ではリンパ節に転移巣は認められなかった。リンパ節郭清は、上肢の基部の腋窩のリンパ管を壊してしまうため、多くの患者が肩こりや運動障害など、術後合併症に悩まされていた。特に、上肢が2〜3倍にも腫大するリンパ浮腫は、疼痛と運動障害が強く重篤であった。まれであるが、リンパ浮腫関連血管肉腫が発生すると致命的である。

◆乳がん：罹患数が急増している（図16.10）

- 35歳から急増し40～64歳が最も多く45～49歳にピークがある。
- 乳房上外側（腋下側）に好発する。可動性のない硬い腫瘤が特徴で、症例によって乳頭の血性分泌、乳頭のびらん、皮膚浸潤による陥凹を伴う。
- 乳がん検診のマンモグラフィーや超音波エコーによる発見が増えている。
- 乳がんの80％は浸潤性乳管がんで、20％に非浸潤性乳管がん（DCIS）、小葉がん、パジェットがんなどが含まれる。パジェットがんは、乳頭部のびらんと間違われることのある乳頭表皮部のがんである。エストロゲン・プロゲステロンの受容体の発現や、がん遺伝子であるHER2が増幅していることがある。
- 転移は腋窩リンパ節が最も多く、肺、肝臓、骨にも多い。
- 治療は手術療法（乳房温存術が増加している）、化学療法、ホルモン療法（抗エストロゲン製剤）のほか、HER2に対する分子標的治療が行われている。
- 10年生存率は70～80％。術後5年以降でも再発することがある。

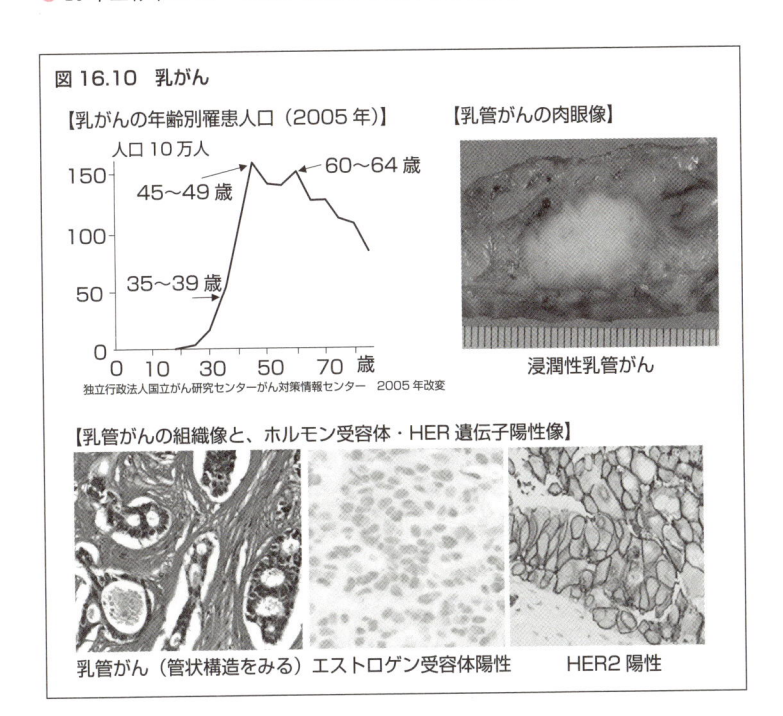

図16.10 乳がん

【乳がんの年齢別罹患人口（2005年）】
独立行政法人国立がん研究センターがん対策情報センター 2005年改変

【乳管がんの肉眼像】
浸潤性乳管がん

【乳管がんの組織像と、ホルモン受容体・HER遺伝子陽性像】
乳管がん（管状構造をみる）　エストロゲン受容体陽性　HER2陽性

3．乳腺の疾患

CHAPTER 17 運動器の疾患

高齢化に伴い、骨粗鬆症に起因する大腿骨頚部骨折や脊椎圧迫骨折、変形性関節症による特に膝関節症が増加している。

① 骨の疾患

◆骨折

外力により骨組織の連続性が断たれた状態で、通常は**仮骨**を形成して治癒する。骨は再生能力の高い組織である。軽微な外力で骨折する場合は**病的骨折**といい、骨粗鬆症、骨腫瘍、がんの骨転移で生じる。

◆骨の虚血性壊死

骨の栄養動脈血流が途絶え、虚血性壊死に陥る。外傷や塞栓以外は虚血の原因が不明のことが多い。歩行・加重により疼痛や炎症を生じる。

骨端症（図17.1）：発育途上の四肢骨の骨端核が侵される。**ペルテス病**（大腿骨頭、6～8歳に好発）と、**オスグッド病**（膝下の脛骨粗面、10～16歳に好発）が代表疾患である。

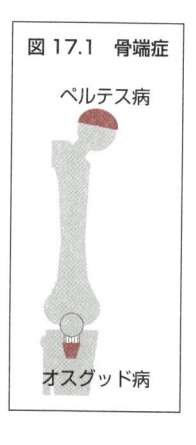

図17.1 骨端症
ペルテス病
オスグッド病

大腿骨頭壊死症：特発性のほか、骨折・脱臼、減圧症に続発する。**ステロイド**治療や全身性エリテマトーデス（SLE）患者、**アルコール**多飲者にも起きやすい。

◆骨髄炎

化膿菌（黄色ブドウ球菌など）や結核菌で生じる。骨・骨髄組織は細菌感染に弱いので、化膿性骨髄炎は**慢性化**しやすく治療が困難な疾患である。感染経路は**開放骨折**による汚染や、骨近傍の化膿巣からの波及であり、小児では他臓器からの**血行性感染**が多い。

◆骨の代謝性疾患：軽微な外傷で骨折しやすい

[骨粗鬆症]：骨量（骨密度）が減少し、骨内部の海綿骨の骨梁が細くなった状

態（**図17.2、図17.3**）。**閉経後の高齢者（閉経後骨粗鬆症）**に多く、ちょっとしたつまずき・転倒や尻もちをつくなど、比較的軽微な外力で、海綿骨の多い**大腿骨頸部骨折、脊椎圧迫骨折、上腕骨近位部骨折、橈骨遠位部骨折**（手関節）を起こす（**図17.4**）。ステロイド治療の副作用やクッシング症候群の合併症としても発症する。

[**骨軟化症**]：**ビタミンD**欠乏のために骨の石灰化が障害され、**類骨**が形成される。子どもでは骨の変形を伴い、**くる病**という。成人では骨の変形はない。

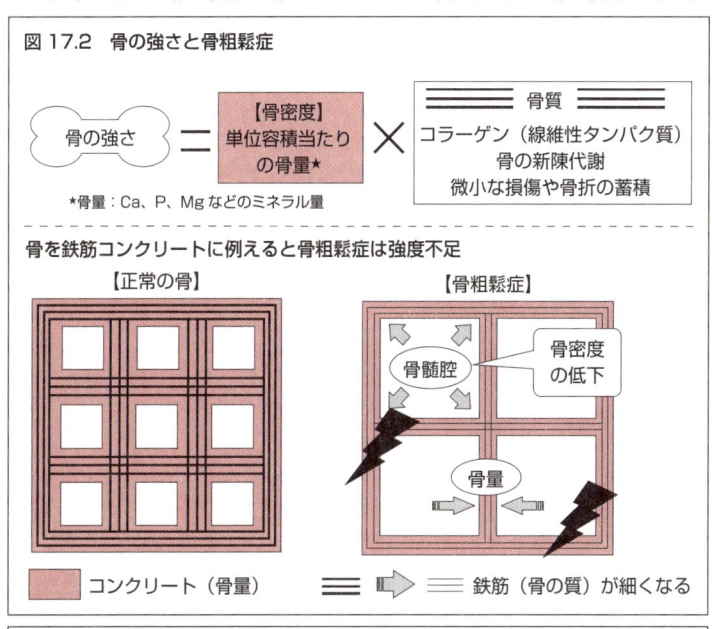

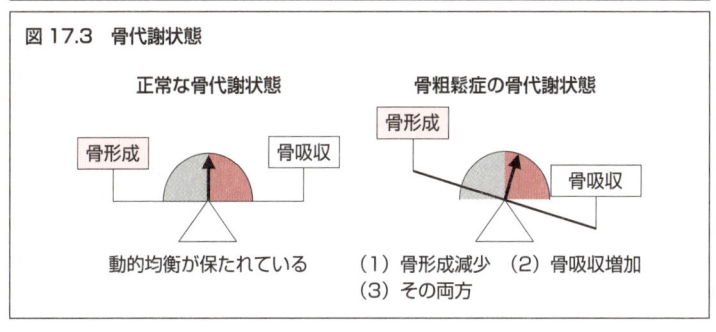

図17.2 骨の強さと骨粗鬆症

骨の強さ ＝ 【骨密度】単位容積当たりの骨量★ × 骨質（コラーゲン（線維性タンパク質）／骨の新陳代謝／微小な損傷や骨折の蓄積）

★骨量：Ca、P、Mgなどのミネラル量

骨を鉄筋コンクリートに例えると骨粗鬆症は強度不足

【正常の骨】　【骨粗鬆症】

骨髄腔／骨密度の低下／骨量

コンクリート（骨量）　鉄筋（骨の質）が細くなる

図17.3 骨代謝状態

正常な骨代謝状態：骨形成／骨吸収　動的均衡が保たれている

骨粗鬆症の骨代謝状態：骨形成／骨吸収　(1) 骨形成減少　(2) 骨吸収増加　(3) その両方

1．骨の疾患

図 17.4 骨粗鬆症の合併症　骨折

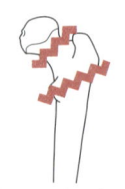

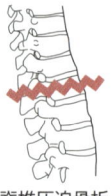

大腿骨頚部骨折（股関節）　脊椎圧迫骨折（胸椎・腰椎）　上腕骨近位部骨折（肩関節）　橈骨遠位部骨折（手関節）

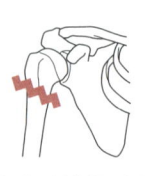

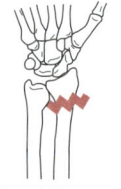

② 筋と関節の疾患

◆**筋萎縮**

[**筋原性萎縮**]：**進行性筋ジストロフィー症**（遺伝性・進行性疾患でデュシェンヌ型）が多くかつ重症。筋構成蛋白の合成障害で幼少期に発症し、大多数は思春期までに死亡する。腓腹筋の**仮性肥大**が特徴。

[**神経原性萎縮**]：転落や交通外傷による**脊髄損傷**や**末梢神経障害**のため、支配領域の筋肉に2次的に生じる。筋組織自体の障害ではない。

[**廃用性萎縮**]：長期にわたって、通常の日常動作以上の強度で筋肉を使わないことが原因。長期間無重力状態にいる宇宙飛行士や長期の**臥床・療養生活者**の全身筋肉や、四肢の**ギプス固定**による筋萎縮が典型的（**図17.5**）。

◆**変形性関節症**

　関節軟骨の変性と増殖性変化が混在する疾患。軟骨が磨耗して骨組織が関節面に露出し、関節が**変形**して**疼痛**と**運動障害**が生じる（**図17.6**）。関節滑膜が増生し、関節水腫をきたすことがある。高齢者の**膝関節**に多い。

◆**関節性リウマチ**

　中年以降の**女性**に好発する**膠原病**の一種で、全身の関節**滑膜**が増殖し（**図17.7**）、慢性、多発性、進行性に**関節を破壊**する。関節腫脹、変形、運動障害をきたし、皮下に**リウマチ結節**を伴うことがある。血清中に**リウマトイド因子**が出現する。続発性の**全身性アミロイドーシス**を合併する。

図 17.5　廃用性萎縮

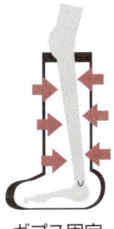

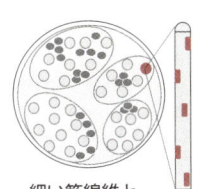

ギプス固定　　細い筋線維と脂肪化・線維化　　正常骨格筋

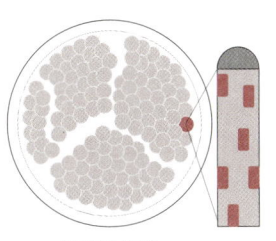

図 17.6　変形性股関節症

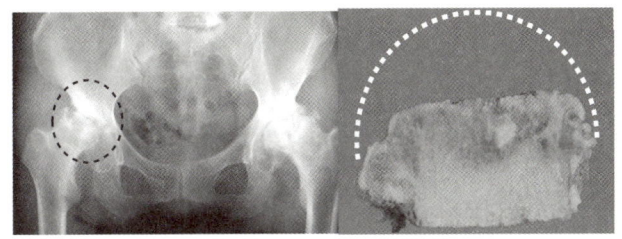

大腿骨頭の骨欠損と変形　　点線部分の欠損

図 17.7　膝の関節性リウマチ

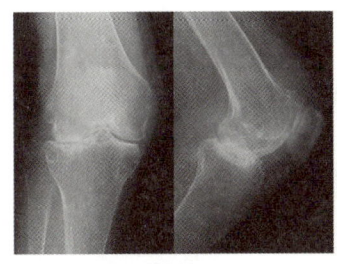

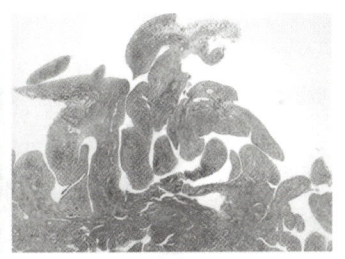

膝関節の破壊と骨萎縮　　リンパ濾胞を伴う増殖性滑膜炎

❸ 骨と筋の腫瘍

◆**骨腫瘍**：悪性骨腫瘍は男子に多い

[骨軟骨腫]：10歳代の四肢に好発する、最も頻度の高い良性腫瘍である。

[骨肉腫]（図17.8）：代表的な骨悪性腫瘍で、10歳代男子の膝周囲（大腿骨遠位と脛骨近位）に好発する。膝周囲の疼痛や赤発、腫脹を伴い、異型の骨芽細胞が類骨を形成して破壊性に増殖する。肺転移を生じやすく予後不良である。血清アルカリホスファターゼ（ALP）が上昇する。

[軟骨肉腫]：40歳以上に多く、骨盤骨と大腿骨近位に好発する。軟骨組織を形成する悪性腫瘍で、病的骨折を生じ疼痛で発見されることが多い。

[ユーイング肉腫]：15歳以下に多い。未分化な小型類円形腫瘍の増殖からなる腫瘍で、大腿骨と骨盤に多い。

◆**軟部腫瘍**（図17.9）：腫瘍細胞の分化の方向で分類する

良性腫瘍は脂肪腫が最も多く、神経鞘腫、血管腫、平滑筋腫などがある。

悪性腫瘍に、脂肪肉腫、横紋筋肉腫、滑膜肉腫などがある。

[脂肪肉腫]：軟部腫瘍の中で最も多く、中年以降の下肢や後腹膜に好発する。脂肪芽細胞が認められる黄色の脂肪性腫瘍で、良性の脂肪腫よりかなり大きくなる。

[横紋筋肉腫]：幼児や若年者に多い腫瘍である。横紋筋芽細胞が特徴的な骨格筋内に発生する腫瘍。

[滑膜肉腫]：30歳代に最も多く、膝関節周囲に好発するのでその名がある。肺・リンパ節転移を起こしやすく、予後は不良である。

その他に**平滑筋肉腫**や**悪性末梢神経鞘腫瘍**、血管肉腫などがある。

図17.8 骨肉腫

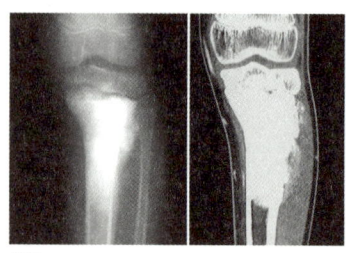

単純XpとCT：骨硬化像と破壊像 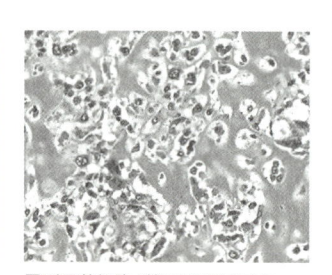　　異型骨芽細胞が類骨を形成する

図 17.9 軟部腫瘍のいろいろ

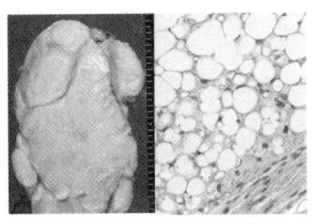

脂肪肉腫（多胞性の脂肪芽細胞）

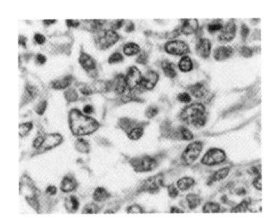

横紋筋肉腫（赤い筋芽細胞を見る）

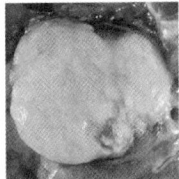

滑膜肉腫（左：充実性で光沢のある腫瘍。
右：腺管と紡錘型細胞の2相性増殖像）

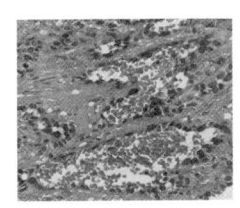

血管肉腫（異型細胞が血管腔を形成する）

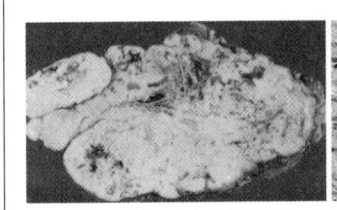

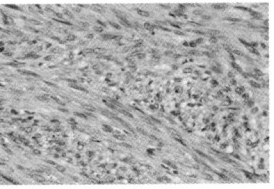

平滑筋肉腫（壊死出血を伴う腫瘍。紡錘型細胞束が直交し増殖する）

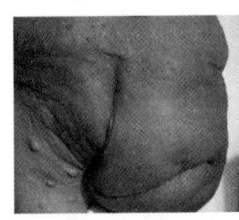

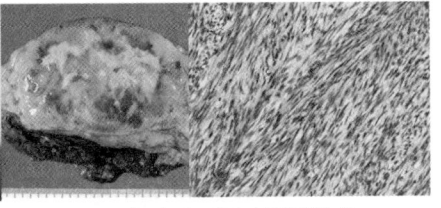

悪性末梢神経鞘腫瘍（フォン・レックリングハウゼン病の右臀部発生例。
左臀部の隆起部は神経線維腫症1型である。紡錘型腫瘍細胞束の増殖像）

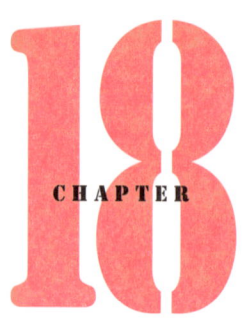

CHAPTER 18 感覚器の疾患

感覚器は、外部からの情報を脳に伝える機能を持っていて、目、耳、鼻、舌、皮膚などがある。

❶ 耳の疾患

◆**耳**（図 18.1）は、聴覚と平衡感覚と 2 つの機能を有している。

◆**外耳炎：水泳などでの外部からの感染が多い**

ブドウ球菌や連鎖球菌などの化膿菌による。高度になると外耳道が腫脹して狭窄し、聴力障害をきたす。

◆**中耳炎：鼻腔や咽頭からの感染が多い**

化膿菌の感染が多く、排膿や疼痛をきたし、しばしば慢性化して肉芽形成や角化がみられる。

◆**真珠腫：肉眼的に真珠のような光沢を呈する**

慢性中耳炎で、扁平上皮が増殖、角化して、中耳内に塊を作り、時に剥離する（図 18.2）。鼓膜弛緩部にみられる。

◆**メニエール病：原因不明のめまい**

発作性回転性めまい、難聴、耳鳴り、悪心、嘔吐が出現する場合をメニエール症候群といい、メニエール病はその原因となる。平衡器官である内耳蝸牛の内リンパ液水腫がみられる。中年の男女に好発する（図 18.3）。

◆**耳の腫瘍**

[扁平上皮がん]：中耳にまれにみられる。皮膚のものと同様である。

[中耳傍神経節腫]：良性腫瘍で、頸動脈球腫瘍と類似した腫瘍。

[聴神経腫瘍]：聴神経由来の神経鞘腫で、頭蓋内または内耳にみられる。良性腫瘍であるが、大きくなると脳や脳神経の圧迫症状を呈する。

図 18.1　耳の構造

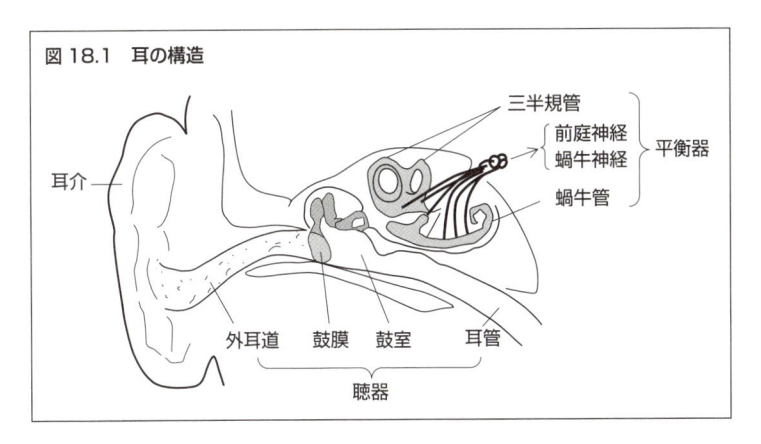

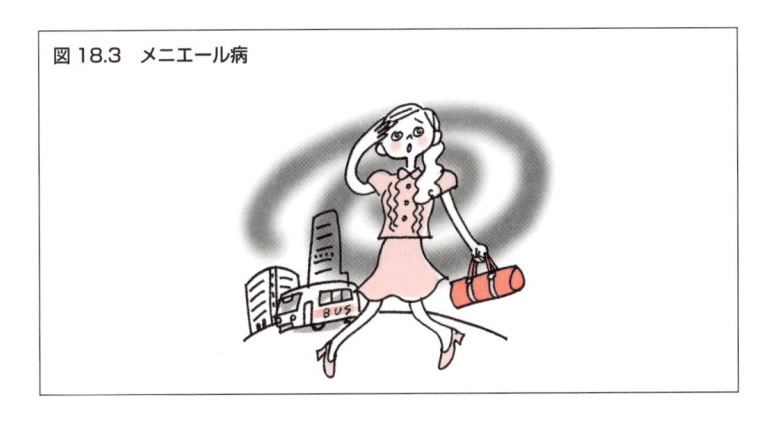

図 18.2　真珠腫

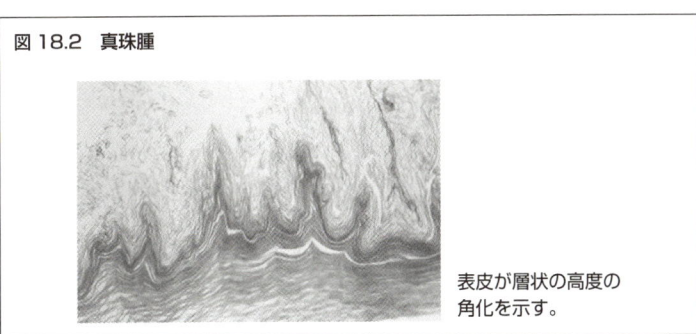

表皮が層状の高度の角化を示す。

図 18.3　メニエール病

1．耳の疾患

❷ 眼の疾患

◆**眼は、中枢神経が最も体外表に近く接している。**

◆**麦粒腫**：いわゆる「ものもらい」

睫毛の脂腺が化膿して眼瞼の腫張をきたす。ブドウ球菌などの化膿菌の感染による。

◆**散粒腫**：肉芽形成

眼瞼の感染症にマイボーム腺の脂肪成分が増加して、肉芽を形成する。

◆**アレルギー性結膜炎**：花粉症が代表

花粉などの抗原性物質によるカタル性炎で、好酸球増多がみられる。

◆**トラコーマ**：かつてはプールで感染

クラミジアの感染による。高度のカタル性炎で、時に瘢痕を残す。

◆**流行性角結膜炎**：いわゆる「はやり眼」

アデノウイルスなどのウイルス感染による。時に学校などで流行する。

◆**白内障**：高齢者に多い

角膜の上皮や線維成分が変性混濁して（図18.4）、視力障害をきたす。

◆**緑内障**：原因不明の場合が多い

時には炎症や循環障害でも起きる。眼房水の循環の異常により、眼圧調整機構の機能不全をきたして、眼内圧の上昇、視野狭窄、欠損、視力低下を生じて、進行すると失明する。

◆**糖尿病性網膜症**：糖尿病による末梢血管障害

網膜の出血や白斑により、視力障害、時に失明に陥る（図18.5）。

◆**眼の腫瘍**

[黄色板症]：高齢者の眼瞼に見られる黄色腫。高脂血症の人に多い。

[網膜芽細胞腫]：小児腫瘍の１つで、網膜の小円形の腫瘍細胞が充実性、一部ロゼットを形成して増殖する。悪性度が極めて高い。

図 18.4　白内障

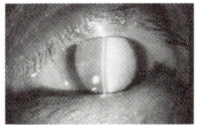

▶水晶体の白い混濁が見られる。

図 18.5　糖尿病性網膜症

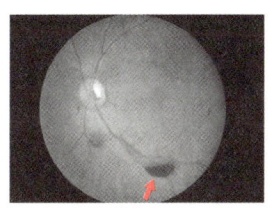

▶一部に出血を伴った血管の拡張が見られる。

索引

[欧文・数字]

AIDS 88
ATLV 92
B 細胞 26
DIC 20
ESD（内視鏡的粘膜下層剥離術） 70
GIST（胃腸管間質細胞腫瘍） 70
GVH 反応 38
hCG（ヒト絨毛性ゴナドトロピン）
HIV 40
HLA 38
HPV →ヒトパピローマウイルス
IgA 腎症 116
IgE 抗体 26
MALT リンパ腫 71
MRSA 88
NASH（非アルコール性脂肪性肝炎） 76
PIVKA-Ⅱ 80
T 細胞 26
T リンパ球 78
α フェトプロテイン 51, 80

[和文]

●あ
アウエル小体 92
亜急性壊死性リンパ節炎 94
悪液質 50
悪性腫瘍 42
悪性腎硬化症 118
悪性リンパ腫 71, 94
アジソン病 102
アスベスト 6, 90
アスペルギルス症 36
アデノウイルス 138
アフタ性口内炎 64
アポトーシス 8
アミロイドーシス 16
アミロイド腎 116
アメーバ症 74
アルコール性肝障害 76
アルツハイマー病 16, 110
アレルギー 38
　――性結膜炎 138
　――アレルギー性鼻炎 84

●い
胃がん 68
異型円柱上皮細胞 90
異型性 44, 49
異形成 49
医原病 6
萎縮 8, 9
異所性 ACTH 産生腫瘍 50
胃腸管間質細胞腫瘍 71
遺伝子の異常 2
異物肉芽組織 10
イレウス 72
印環細胞がん 68, 126
インスリノーマ 106
インスリン 104
インスリン抵抗性 104
インフルエンザ 88

●う
ウイルス性肝炎 78
ウイルス性腸炎 72
ウイルス感染症 36, 110
ウィルヒョウ・リンパ節転移 48, 68
ウィルムス腫瘍（腎芽腫） 120
右心症 56
うっ血 20
運動器 130
う歯 64

●え
エイズ 40
液性免疫 26, 38
壊死 8
エストロゲン 103
壊疽 8
潰瘍性炎 30
エナメル上皮腫 65
エリスロポエチン 103
炎症 26
　――の原因 28
炎症性腸疾患 72

●お
黄色板症 138
黄疸 76
横紋筋肉腫 134
オスグッド病 130
温度 4

●か
外因 4
壊血病 22
外耳炎 136
外傷 8
灰白質 108
潰瘍 66
　――性大腸炎 72
解離性動脈瘤 62
外力 4
化学的病因 6
核酸代謝異常 18
核内封入体 88
過形成 12
下垂体腫瘍 50
下垂体性小人症 96
ガス壊疽 8
ガストリノーマ 106
ガストリン 103
化生 12
仮性肥大 13
家族性高コレステロール血症 52
家族性大腸ポリポーシス 52, 74
カタル性炎 30, 84
褐色細胞腫 24, 102, 104
滑膜肉腫 134
カドミウム 6
化膿（性）炎 30
カポジ肉腫 40, 62
カリニ肺炎 40
カルシウム代謝異常 18
カルシトニン 98
カルチノイド腫瘍 90
川崎病 56
がん 42
　――の疫学 51
　――遺伝子 48
　――抑制遺伝子 48
感覚器 136
肝がん 80
肝硬変（症） 78, 80
カンジダ症 36
間質性肺炎 88

乾性壊疽　8
関節　132
間接型ビリルビン　76
関節性リウマチ　132
感染症　32
肝臓　76
感冒（風邪）　84
乾酪壊死　8, 34

●き
気管支炎　88
気管支拡張症　86
気管支喘息　86
菊池症候群　94
器質化　10
器質化肺炎　88
偽粘液腺がん　72
偽膜性腸炎　74
急性進行性糸球体腎炎　114
急性膵炎　82
急性脊髄前角炎　110
急性虫垂炎　72
急性尿細管壊死　116
狂犬病　110
凝固壊死　8
狭心症　58
虚血　8, 20, 116
虚血性腸炎　72
巨人症　96
拒絶反応　38
筋　132
筋委縮　132
筋原性萎縮　132
菌交代現象　32

●く
クッシング症候群　50, 100, 105
クッシング病　96, 100
クモ膜　108
クモ膜下出血　108
クラインフェルター症候群　2, 53
グラビッツ腫瘍　120
クラミジア感染症　36
グリア　110
グリオーマ→神経膠腫
グリコーゲン蓄積症　52
クリプトコッカス症　36
クルーケンベルグ腫瘍　48, 68, 126
グルカゴノーマ　106

グルカゴン　104
クレチン病　98
クローン病　72
クロストリジウム感染症　34

●け
形質細胞腫　94
血液凝固因子　20
血液の疾患　92
結核　34
血管炎　30, 62
血管透過性　28
血管肉腫　62
結合　44
血栓症　22
血糖値　104
血友病　22, 52
──患者　40
ケトアシドーシス　104
──性昏睡　106
ケミカルメディエーター　27
ケロイド　10
原発性アルドステロン症　100
原発性肺高血圧症　86

●こ
コイロサイトーシス　124
硬がん　44
睾丸腫瘍　122
口腔　64
高血圧症　24, 118
膠細胞　112
好酸球　26
──増多　38
高山病　5
高脂血症　14
鉱質コルチコイド　100
甲状腺　98
──がん　99
──機能亢進症　98
──機能低下症　98
──腫瘍　98
梗塞　22
拘束性肺疾患　88
抗体　26
好中球　26, 28
喉頭（声帯）ポリープ　84
喉頭がん　84
硬膜　108

呼吸器　84
骨腫瘍　134
骨髄炎　130
骨折　130
骨粗鬆症　130, 132
骨端症　130
骨軟化症　131
骨軟骨腫　134
骨肉腫　134
コレラ　34
混合（性）腫瘍　42, 65

●さ
細菌感染症　34
再生　10
サイトメガロウイルス感染　40
サイトメガロウイルス肺炎　88
細胞障害　8
細胞性免疫　26, 38, 50
サゴ脾　95
サリドマイド剤　53
サルモネラ感染症　34
散粒腫　138

●し
シーハン症候群　96
シェーグレン症候群　65
シェーンライン-ヘノッホ紫斑病　22
子宮外妊娠　126
子宮筋腫　124
子宮頸部　124
──がん　124
子宮体部　124
──がん　124
子宮内膜がん　124
子宮内膜症　124, 126
子宮内膜増殖症　124
止血機構　22
自己免疫疾患　40
自己融解　8
脂質異常症　14
歯周疾患　64
実質炎　30
湿性壊疽　8
シップル症候群　102
脂肪肝　14, 76
脂肪肉腫　134
脂肪変性　8
充血　20

絨毛がん　126
絨毛心　60
粥状硬化症　62, 119
出血　22
出血性炎　30
シュニッツラー転移　49
腫瘍　30, 42, 64
——の外因　46
——マーカー　51
腫瘍間質　44
腫瘍実質　44
腫瘍随伴症候群　50
腫瘤　44
循環器　56
循環障害　20
昇圧物質　25
漿液（性）炎　30
小細胞がん　90
常染色体の異常　52
常染色体優性遺伝病　52
上皮小体　100
上皮内がん　48
静脈瘤　62
食道がん　66
食道静脈瘤　62, 66
食物汚染　6
女性生殖器　124
ショック　24
心外膜炎　60
心筋梗塞　58
心筋症　58
心タンポナーデ　60
心内膜炎　60
心嚢の疾患　60
心不全細胞　86
心弁の疾患　60
心膜　60
新型インフルエンザ　84
真菌症　36
神経芽細胞腫　102
神経系　108
神経原性萎縮　132
神経膠症　42, 112
進行がん　48
進行性壊疽性鼻炎　84
進行性筋ジストロフィー　58, 132
進行性病変　8, 10
滲出　28
滲出炎　30
真珠腫　136
浸潤性乳管がん　129

腎盂腎炎　120
腎盂・尿管瘍　120
腎盂・尿路結石　120
腎芽腫　120
腎奇形　54, 115
腎血管性高血圧症　119
腎細胞がん　120
腎症　106
腎小体　118
腎臓　114, 120
腎単位　114
腎毒物質　116

●す
髄芽（細胞）腫　112
水腫　24
水腫変性　8
髄鞘　110
水腎症　120
膵臓がん　82
膵島　104
膵内分泌腫瘍　106
髄膜炎　110
髄膜腫　112
髄様がん　44
スピロヘータ感染症　36

●せ
生活習慣病　18
星状膠細胞腫　112
星状細胞腫　112
成人Ｔ細胞白血病　92
性染色体の異常　53
精巣　122
生物学的病因　4
生理学的原因　28
赤褐色　108
セミノーマ（精上皮腫）　122
線維腺腫　42, 128
線維素（性）炎　30
腺がん　90
潜函症　22
前がん病変　46
染色体　2
全身性アミロイドーシス　116
全身性エリテマトーデス（SLE）　40, 116
センチネルリンパ節　128
先天異常　52
先天性巨大結腸症　54

先天性心疾患　56
先天性胆道閉鎖症　82
前葉機能亢進症　96
前葉機能低下症　96
前立腺　122
——がん　51, 122
——特異抗原　122
——肥大症　122

●そ
臓器移植　38
早期がん　48
創傷治癒　10
増殖性炎　30
塞栓症　22
続発性アルドステロン症　100
側副血行路　80
ゾリンジャー・エリソン症候群　106

●た
ターナー症候群　2, 53
ダイオキシン類　6
大気汚染　6
退行性病変　8
大細胞がん　90
代謝異常　14
代償性肥大　13
耐性菌　32
大腿骨頭壊死症　130
大腸　74
大腸菌感染症　34
大腸ポリープ　74
大腸ポリポーシス　52, 74
大動脈狭窄　56
大動脈瘤　62
ダウン症候群　2, 52
唾液腺炎　64
唾液腺腫瘍　65
多型膠芽細胞腫　112
多形性腺腫（多形腺腫）　42, 65
多段階発がん説　46
脱髄疾患　110
脱水症　24
多発性結節性動脈周囲炎　62
多発性骨髄腫　94
多発性内分泌腫瘍（MEN）　102
多発性嚢胞腎　54, 114

単球 26
男性生殖器 122
胆石症 82
胆道 82
胆嚢 82
蛋白代謝異常 16

●ち
チアノーゼ群 56
遅発性チアノーゼ群 56
中耳炎 136
中枢神経 108, 110
中皮腫 90
腸上皮化生 12
腸閉塞症 72
直接型ビリルビン 76
チョコレート嚢胞 124, 126

●つ・て
痛風 18
　――腎 18, 118
低アルブミン血症 16
低血糖性昏睡 106
低血糖発作 106
低蛋白血症 16
デルモイドチスト 126
転移 48
転移性腫瘍 80
電解質コルチコイド 100

●と
糖原病 52
島細胞腫瘍 106
糖質コルチコイド 100
凍傷 4
糖代謝 14
糖尿病 14, 104
　――性血管障害 107
　――性腎症 116
　――性網膜症 138
　――の合併症 106
動脈硬化症 62
動脈瘤 62
特異性炎 30, 34
トラコーマ 138
トリソミー 2
貪食 10

●な
内視鏡的粘膜下層剥離術（ESD） 70

内視鏡的粘膜切除術（EMR） 68
内分泌器官 96
ナチュラルキラー（NK）細胞 50
ナトリウム利尿ペプチド 103
軟骨肉腫 134
軟部腫瘍 134
軟膜 108

●に・ぬ
肉芽形成 10, 29
肉腫 42
日射病 4
日本脳炎 110
乳がん 51, 129
乳腺症 128
ニューモシスチス肺炎 40, 88
尿細管 114
尿毒症 118
尿崩症 96
尿路感染症 120
尿路上皮がん 120
妊娠の異常 126
認知症 110

●ね・の
熱・凍傷 8
熱射病 4
熱傷 4
熱中症 4
ネフローゼ症候群 116
ネフロン 114
脳下垂体 96
脳梗塞 108
脳実質 108
脳室上衣腫 112
脳腫瘍 112
脳動脈瘤 62
脳内出血 108
脳軟化症 108

●は
パーキンソン病 110
バージャー病 62
肺炎 88
肺がん 90
肺気腫 86
肺結核 88
肺小細胞がん 50

肺真菌症 88
肺線維症 86
廃用性萎縮 132
白内障 138
白板症 64
麦粒腫 138
パジェットがん 129
橋本病 98
バセドウ病 98
白血球 26
　――減少症／増多症 92
白血病 92
馬蹄腎 54, 114
ハム（様）脾 95
パラソルモン 100
半月体形成性糸球体腎炎 114
播種性血管内凝固症候群 20
播種性転移 48
反跳巣 108

●ひ
非アルコール性脂肪性肝炎（NASH） 76
非ケトン性高浸透圧性昏睡 106
脾腫 94
肥大 12
非チアノーゼ群 56
ヒトパピローマウイルス／ヒト乳頭腫ウイルス 36, 46, 124, 127
ピブカ・ツー→ PIVKA-Ⅱ
非ホジキンリンパ腫 94
びまん性リンパ腫 94
ビュルゲル病→バージャー病
日和見感染 32
ビリルビン代謝 18, 77
ヒルシュスプルング病 54
貧血 92

●ふ
ファローの四徴症 56
風疹 36
封入体 36
フェニルケトン尿症 52
副甲状腺 100
副腎 100
　――髄質の腫瘍 102
　――皮質機能低下症 102
　――皮質腺腫 50

143

副鼻腔炎　84
不顕性感染　32
浮腫　24
物理的原因　4, 28
ブドウ球菌感染症　34
プリオン病　16
プリン体　18
分化度　44
分子標的治療　70

●へ
ペスト　34
ヘリコバクター・ピロリ菌　66, 71
ペルテス病　130
変形性関節症　132
変形性股関節症　133
ベンス・ジョーンズ蛋白　94, 116
変性　8
変性壊死　30
扁平上皮化生　12
扁平上皮がん　90

●ほ
蜂窩（状）肺　86
蜂窩織炎　30
乏血　20
膀胱炎　120
膀胱腫瘍　120
放射線　4
胞状奇胎　126
蜂巣肺　86
乏突起膠細胞腫　112
ボーマン嚢　114
ホジキン病　94
骨　130
ポリープ　66
ポリオ　110

ボルマン分類　68
ホルモン　103
　――依存性腫瘍　50
本態性高血圧症　118

●ま
膜性腎症　116
膜性増殖性糸球体腎炎　116
マクロファージ　10, 26
麻疹肺炎　88
末梢神経障害　106
マッソン体　88
末端肥大症　96, 104
マルファン症候群　52
慢性胃炎　66
慢性糸球体腎炎　116
慢性腎不全　118
慢性膵炎　82
慢性胆嚢炎　82

●み・む・め・も
耳の疾患　136
メズサの頭　62
メタボリックシンドローム　18
メニエール病　136
眼の疾患　138
免疫　26, 32, 40
　――不全症候群　40
網膜芽細胞腫　138
網膜症　106
モノソミー　2
門脈圧亢進　80, 81

●や行
ユーイング肉腫　134
融解壊死　8, 108
有機水銀　6
葉状腫瘍　42, 128

謠人結節　84
溶連菌感染後糸球体腎炎　114

●ら・り
らい菌感染症　34
ランゲルハンス島　104
卵巣の腫瘍　126
リード・ステルンベルグ細胞　94
リウマチ熱　60
リケッチア感染症　36
リポ蛋白　14
流行性角結膜炎　138
流行性耳下腺炎　64
良性腫瘍　42
良性腎硬化症　118
緑内障　138
淋菌感染症　34
リンパ球　26, 28
リンパ行性転移　48
リンホカイン　26

●る・れ・ろ
類皮嚢胞　126
るいそう　50
ループス腎炎　116
ルポイドネフローゼ　116
レヴィ小体　110
レトロウイルス　40
レニン　119
レニン-アンギオテンシン系　25, 119
レンサ球菌感染症　34
連珠状結節　62
ロゼット形成　90
ロゼット配列　112
濾胞性リンパ腫　94

著者紹介

早川欽哉(はやかわきんや)
1969年 北海道大学医学部医学科卒業
現　在　大東文化大学スポーツ・健康科学部 教授，医学博士

関　邦彦(せきくにひこ)
1986年 北海道大学医学部医学科卒業
現　在　JR東京総合病院臨床検査科 部長，医学博士

NDC491　　　150p　　　19cm

好きになるシリーズ

好きになる病理学ミニノート

2011年10月15日　第1刷発行

著　者	早川欽哉(はやかわきんや)・関　邦彦(せきくにひこ)
発行者	鈴木　哲
発行所	株式会社　講談社
	〒112-8001　東京都文京区音羽2-12-21
	販売部　(03) 5395-3622
	業務部　(03) 5395-3615
編　集	株式会社　講談社サイエンティフィク
	代表　柳田和哉
	〒162-0825　東京都新宿区神楽坂2-14　ノービィビル
	編集部　(03) 3235-3701
印刷所	株式会社双文社印刷
製本所	株式会社国宝社

落丁本・乱丁本は，購入書店名を明記のうえ，講談社業務部宛にお送り下さい．送料小社負担にてお取替えします．なお，この本の内容についてのお問い合わせは講談社サイエンティフィク編集部宛にお願いいたします．定価はカバーに表示してあります．

© Kinya Hayakawa and Kunihiko Seki, 2011

本書のコピー，スキャン，デジタル化等の無断複製は著作権法上での例外を除き禁じられています．本書を代行業者等の第三者に依頼してスキャンやデジタル化することはたとえ個人や家庭内の利用でも著作権法違反です．

JCOPY 〈(社) 出版者著作権管理機構 委託出版物〉

複写される場合は，その都度事前に(社)出版者著作権管理機構(電話 03-3513-6969，FAX 03-3513-6979，e-mail: info@jcopy.or.jp)の許諾を得て下さい．

Printed in Japan

ISBN978-4-06-154171-9

講談社の自然科学書

医学・看護・コメディカル向けの わかりやすい入門書シリーズ **好きになるシリーズ**	**好きになる 生理学** ミニノート 田中 越郎・著 B6・150頁・定価1,575円
好きになる 生理学 田中 越郎・著　A5・206頁・定価2,100円	**好きになる 解剖学** 竹内 修二・著　A5・238頁・定価2,310円
好きになる 解剖学 Part2 竹内 修二・著 A5・214頁・定価2,100円	**好きになる 解剖学** ミニノート 竹内 修二・著 B6・190頁・定価1,680円
好きになる 生物学 吉田 邦久・著　A5・254頁・定価2,100円	**好きになる 人間生物学** 吉田 邦久・著　A5・254頁・定価2,100円
好きになる 免疫学 多田 富雄・監修　萩原 清文・著 A5・166頁・定価1,890円	**好きになる 分子生物学** 多田 富雄・監修　萩原 清文・著 A5・206頁・定価2,100円
好きになる 病理学 早川 欽哉・著 A5・254頁・定価2,310円	**好きになる 病理学** ミニノート 早川 欽哉／関 邦彦・著 B6・150頁・定価1,890円
好きになる 精神医学 越野 好文／志野 靖史・著絵 A5・174頁・定価1,890円	**好きになる 栄養学** 麻見 直美／塚原 典子・著 A5・246頁・定価2,310円
好きになる 救急医学 小林 國男・著　A5・232頁・定価2,100円	**好きになる 睡眠医学** 内田 直・著　A5・158頁・定価1,890円
好きになる 麻酔科学 諏訪 邦夫・監修　横山 武志・著 A5・173頁・定価2,310円	**好きになる 薬物治療学** 大井 一弥・著 A5・207頁・定価2,310円

定価は税込み(5%)です。定価は変更することがあります。　「2011年9月30日現在」

講談社サイエンティフィク　http://www.kspub.co.jp/